刘建平
辨治肛肠病医案精选

名誉主编 刘建平

主　　编 杨　云　金　礼　葛志明

副 主 编 赵红波　范娴娴　王宏伟

编　　委（按姓氏笔画排序）

马　波　马武周　马勇兴　王　瑞

王宏伟　王佳乐　王梦媛　史振滢

刘伊敏　刘雪艳　李致静　杨　云

杨雨薏　吴学宁　范娴娴　金　礼

赵　岚　赵红波　党　博　铁宝霞

梁同义　葛志明

人民卫生出版社

·北 京·

图书在版编目（CIP）数据

刘建平辨治肛肠病医案精选 / 杨云，金礼，葛志明
主编 . —北京：人民卫生出版社，2024.5
ISBN 978-7-117-36273-3

Ⅰ.①刘… Ⅱ.①杨…②金…③葛… Ⅲ.①肛门疾
病－中医临床－经验－中国－现代②直肠疾病－中医临床
－经验－中国－现代 Ⅳ.①R266

中国国家版本馆 CIP 数据核字（2024）第 088949 号

人卫智网	www.ipmph.com	医学教育、学术、考试、健康， 购书智慧智能综合服务平台
人卫官网	www.pmph.com	人卫官方资讯发布平台

刘建平辨治肛肠病医案精选
Liu Jianping Bianzhi Gangchangbing Yi'an Jingxuan

主　　编：杨　云　金　礼　葛志明
出版发行：人民卫生出版社（中继线 010-59780011）
地　　址：北京市朝阳区潘家园南里 19 号
邮　　编：100021
E - mail：pmph @ pmph.com
购书热线：010-59787592　010-59787584　010-65264830
印　　刷：北京铭成印刷有限公司
经　　销：新华书店
开　　本：710×1000　1/16　印张：10
字　　数：159 千字
版　　次：2024 年 5 月第 1 版
印　　次：2024 年 5 月第 1 次印刷
标准书号：ISBN 978-7-117-36273-3
定　　价：48.00 元

打击盗版举报电话：010-59787491　E-mail：WQ @ pmph.com
质量问题联系电话：010-59787234　E-mail：zhiliang @ pmph.com
数字融合服务电话：4001118166　　E-mail：zengzhi @ pmph.com

▶▶ 刘建平简介

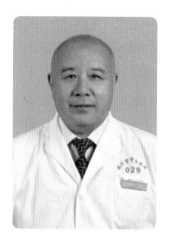

刘建平,男,主任医师,硕士研究生导师（宁夏医科大学、陕西中医药大学）。银川市中医医院原副院长。第六、第七批全国老中医药专家学术经验继承工作指导老师,第二批宁夏回族自治区老中医药专家学术经验继承工作指导老师。中国中西医结合学会第六届大肠肛门病专业委员会常务委员,中华中医药学会肛肠分会第七届常务理事,宁夏中西医结合学会肛肠专业委员会主任委员。

▶▶ 主 编 简 介

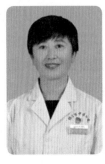
杨云,女,主任医师,硕士研究生导师。银川市中医医院副院长。银川市高精尖缺人才,凤城名医。宁夏回族自治区肛肠疾病(中西医结合)临床医学研究中心主任。中华中医药学会肛肠分会常务委员,宁夏中医药学会肛肠专业委员会主任委员,宁夏中医肛肠专科联盟理事长。先后主持国家中医药管理局"十一五"重点专科、国家临床重点专科建设项目。发表学术论文10余篇,主编专著2部。

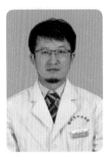
金礼,男,硕士研究生,副主任医师。第七批全国老中医药专家学术经验继承工作继承人,宁夏回族自治区第八批优秀中医临床人才,银川市学术技术带头人培养对象。宁夏中医药学会肛肠专业委员会委员,宁夏中西医结合学会肛肠专业委员会委员,中国民族医药学会肛肠科分会常务理事。

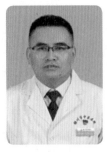
葛志明,男,副主任医师,硕士研究生导师。银川市中医医院肛肠科主任。中华中医药学会肛肠分会委员,中国中医药研究促进会肛肠分会常务理事,中国西南西北肛肠协会青年委员会副主任委员,宁夏中西医结合学会肛肠专业委员会副主任委员,宁夏中医肛肠专科联盟副理事长,宁夏中医药学会肛肠专业委员会委员。

前　言

　　刘建平从事肛肠诊疗工作近40年,在临床诊疗过程中,先继承后发扬,以现代医学知识为基础,重视中医辨证论治,形成了辨治肛肠疾病的中西医结合学术思想。刘建平贯通中西,衷中参西,讲求中西医有机结合,以中医为主,以西医为辅,擅长运用中西医结合的诊疗方法治疗高位复杂性肛瘘、重度环状痔、溃疡性结肠炎、顽固性便秘、婴幼儿肛瘘、大便失禁等疑难疾病;临床诊疗中,充分利用现代先进技术与手段,服务于中医诊疗过程。刘建平博采众长,强调内治法与外治法并重,在部分疾病的治疗中,广泛开展中医药外治疗法,创新性开拓了中医药的应用范畴,将多种中医外治疗法应用于肛肠疾病的围手术期治疗中,如清热燥湿活血法治疗肛裂术后创面愈合不佳、针刺八髎在肛周疾病中的应用、肠炎灌肠液在炎性肠病中的应用、穴位贴敷在肛周常见术后应用的临床研究等。中医外治疗法的应用极大地提高了肛肠病术后患者的康复水平,在外科领域展现了中医药治疗的特色优势。

　　本书收集了刘建平中西医结合辨治肛肠病的典型医案,通过对典型医案的整理、分析、总结,完整呈现了刘建平的诊疗经验、学术思想,有助于大家参考学习。书中还融入了肛肠科少见病、疑难病的基础知识,旨在更深一步提升大家对肛肠科少见病、疑难病的诊治能力。

编者

2023 年 12 月

目　录

一、刘建平成长历程

风雨人生路,栉风沐雨四十载,春华秋实满甲子;慢慢医路行,砥砺奋进四十年,肛肠事业不停歇。光荣在于平淡,艰巨在于漫长,每一个给人带来温暖的动人故事,都见证着他的不平凡之路,也折射出大医之道与人生智慧,成为我们新时代青年医师的榜样。

刘建平,男,1963年3月出生,中国民主同盟盟员。1986年毕业于宁夏医学院(现宁夏医科大学)医疗专业,毕业后被分配到银川市中医医院工作。工作之初,选择哪个科室让刘老大费周章,起初刘老喜欢内科工作,每看到一例患者在内科用药后病情得到缓解并治愈后的那种自豪感和荣誉感让刘老对内科医师有着深深的向往。然而,由于种种原因,几经辗转之下(加之刘老对于肛肠领域的好奇,以及致力于帮助肛肠病患者解除病痛的使命感),刘老最终选择了进入肛肠科工作与探索。他秉承"医疗无小事,事事皆大事"的观念,刻苦钻研,精研医术,师承中医并不断学习,在临床实践中不断融合,这一干就是近40年。在肛肠病研究和治疗上,他吸取西医之长,基于多年实践经验总结出一套中西医结合治疗痔疮、肛裂、肛瘘、肛周脓肿、肛周湿疹、肛门瘙痒症、肛门直肠痛、溃疡性结肠炎、便秘、直肠脱垂、肛门狭窄、肛门失禁等疾病的独特方法。他不仅医术精湛,而且医德高尚,从医近40年中,已治愈6万余肛肠病患者,为贫困家庭减免手术费、药费等;从医治疗无差错、手术无事故、服务无投诉,赢得了群众的好口碑。

学无止境。为了更好地提高自己的医术,刘老于1989年前往天津市滨江医院进修学习,立志要在治疗肛肠疾病上取得一定突破。在学习期间,刘老常常放弃休息,到图书馆查阅书籍,留心最新医学成果,虚心向专家教授请教问题,使自己的治疗水平有了很大提高。学习回来后,他积极总结经验及治疗效果,筛选了一套治疗肛肠疾病的方法,并积极向业内专家请教学习,积极探索肛肠病的最佳治疗方法。2000年,刘老又前往上海中医药大学附属曙光医院进修学习,因而对肛肠疾病有了新的认识与考虑。此后,刘老担任肛肠科主任,把更多时间投入到肛肠疾病的研究及治疗上。

他认为中医所说的"通则不痛,痛则不通",道理博大精深;人体经络是连接五脏六腑的桥梁,承担着运气化血,运输机体活动所需气血能量的重任,是脏腑得以营养、筋骨得以濡润、关节得以活动的重要组织,因此它的作用是不能小看的,医师所做的不过是对身体部位的修缮,真正起决定作用的还是人体的自我修复,因为人体在长期进化过程中形成了一种高度完善的智能系统。基于这种认识,刘老诊治患者,重视中药对人体经络的调理作用,重视中医整体观念,从而达到治愈病变的目的。在前辈们耕耘的基础上,拓宽治疗领域,继承和发扬传统中医肛肠的优势,应用中医、中西医结合的方法诊治高位复杂性肛瘘、溃疡性结肠炎、慢性顽固性便秘、大便失禁、直肠脱垂、结肠梗阻等疑难重症,均取得了满意的效果。刘老被银川市中医医院确定为肛肠科学科带头人和学术带头人,于 2004 年在全区首次开展了"痔上黏膜环切吻合术"治疗重度痔,有效地解决了患者的痛苦,大大减少了以往常规手术并发症的发生,取得了非常好的疗效。其他如:盆底生物反馈联合针灸治疗出口梗阻型便秘,取得了确切的疗效;肛门病位在下,多湿热瘀血,治以清热燥湿、止血活血、消肿止痛,效果显著;采用清热利湿活血法外治早期肛裂,获得患者的一致好评,并申报相关课题研究,取得了满意数据;运用具有清热利湿止痒功效的止痒洗剂,内治、外治联合治疗肛周湿疹;治疗肛瘘时进行分期治疗,早期以清法为主,后期以补法和托法为主,以益气扶正为主,辅以托里透毒;等等。

工作期间,若无特殊原因外出,刘老会准时在上午 7 点半进入医院,揭开一天的工作序曲,数十年如一日。每次门诊上都挤满了慕名而来的患者。熟知刘老的人都知道,他以中西医结合治疗肛肠疑难杂症而闻名,许多患者不辞辛劳从很远的地方过来就诊,有甘肃、内蒙古、陕北、青海等地的患者。部分患者的就诊时间会花费半小时甚至更长,刘老都是耐心解答。"医师没有节假日,无论是春节还是国庆,我都没怎么休息过。只要患者有需要,我随时都能出现在这个患者面前",刘老经常这么给我们讲。工作近40 年,刘老未曾请假或主动休息,常年坚守在自己的工作岗位,急患者之所急,热情为患者服务,受到患者及家属的广泛好评。

刘老对学术研究也颇有造诣,分别于 2008—2010 年主持宁夏回族自治区科学技术厅科研项目"中药复方多靶点外治溃疡性结肠炎的临床研究",顺利结题;2013—2015 年主持宁夏回族自治区科学技术厅科研项目"中药保留灌肠剂治疗慢性非特异性溃疡性结肠炎的临床研究",顺利结题;2017—2019 年主持宁夏回族自治区自然科学基金项目"宁夏回族成人痔病中医辨证分型的临床研究",顺利结题;2020—2022 年主持宁夏回族自治区科学技术厅重点研发项目"清热利湿活血法治疗Ⅰ、Ⅱ期肛裂疗效及对肛门静息压、生活质量影响的临床研究",顺利结题并积极申请成果。参与宁夏医科大学科研课题 2 项。主编《中医肛肠疾病特色疗法新论》,发表论文 20 余篇(含通讯作者)。所带领的肛肠科,2002 年被宁夏回族自治区卫生厅确定为全区重点中医专科,2007 年被国家中医药管理局确定为"十一五"重点专科建设项目,2012 年被卫生部、财政部批准为国家临床重点专科(中医专业)建设项目。任中国中西医结合学会大肠肛门病专业委员会常务委员,中华中医药学会肛肠分会常务理事,宁夏中西医结合学会肛肠专业委员会主任委员,全国中医药高等教育学会临床教育研究会肛肠分会常务理事,中国中医药研究促进会专科专病建设分会常务委员。

有付出就会有回报,刘老的高尚医德和高超的医疗技术得到广大患者和家属的高度赞扬。2007 年被银川市委、市政府评为"拔尖人才";2010 年被政协银川市委员会评为 2008—2009 年度优秀政协委员;2009 年被宁夏回族自治区卫生厅评为自治区重点中医专科(专病)建设工作先进个人;2009 年被中华中医药学会评为全国中医肛肠学科名专家;2011 年被国家中医药管理局评为中医基本现状调查工作先进个人;2013 年被中共银川市委、银川市人民政府评为首批银川市"凤城名医";2013 年被国家中医药管理局评为第四批全国老中医药专家学术经验继承工作优秀管理干部;2015 年获宁夏回族自治区首批"塞上名医"荣誉称号;先后 6 次被宁夏医科大学评为宁夏医科大学年度先进个人;2019 年被评为"银川市高精尖缺人才";2020 年获"宁夏回族自治区名中医"荣誉称号。已完成第六批全国老中医药专家学术经验继承工作指导老师任务,2 位继承人均顺利结业。目前正在实施第七批全国老中医药专家学术经验继承工作指导老师任务。

一句句赞誉与肯定,一封封工整的表扬信,一面面飘扬的锦旗,是对刘老带领的肛肠科诊治水平的最好写照。随着银川市中医医院肛肠科诊治能力的提升,前来求诊的患者与日俱增,给肛肠科也带来了较大的压力。在他的带领及医院的支持下,科室建设持续进步,诊疗承载力显著提升,对多种肛肠疾病的中西医结合诊治水平居于全国前列。

不畏艰难,勇于担当。年近花甲的他,医术拔尖,桃李满园,本应心如止水,但刘老并未停下脚步,而是对未来充满远见与热忱,积极参加退休返聘,继续拓宽诊疗范围,提高诊疗能力,为肛肠科的发展保驾护航,为肛肠疾病患者奉献自己。除了提升诊疗技术与科室发展建设,刘老也十分重视中西医结合诊治肛肠疾病的传承与带教,尽心传授,悉心指导帮助;身体力行,以身作则,担任学科带头人、项目负责人、传承指导老师、研究生导师等,目前培养研究生20余名,在祖国的大江南北都已担任科室骨干或科主任职务,在自己的工作岗位上继续发光发热。众多的医师、学生在与刘老日日夜夜的相处中,潜移默化地被他影响,不断成长发展,成为独当一面的优秀医师与学术技术带头人。

大医精诚,安神定志。患者的微笑、科室的进步、学科的发展,背后有刘建平日复一日的努力、年复一年的辛劳。他把自己的青春岁月无悔地奉献给热爱的医疗事业,勤勤恳恳,无私奉献,只留下匆忙的背影与两鬓的白霜。悬壶济世,爱满人间。"肛肠疾病无小事""更多一点人文关怀""注重功能""尽量微创"等等,这些都是刘老常常告诉我们的话语。医学无止境,我们只有不断地努力前行。

二、刘建平主要学术思想和临床经验

工作伊始,刘建平秉承"医疗无小事,事事皆大事"的观念,刻苦钻研,精研医术,师承中医并不断学习,诊疾问病时始终以中医理论为基础,重视中医辨证论治,逐步形成了系统的中西医结合理论学术思想,并积累了丰富的临床经验,应用中西医结合方法诊治高位复杂性肛瘘、溃疡性结肠炎、慢性顽固性便秘、大便失禁、直肠脱垂、结肠梗阻等疑难重症,疗效好、疗程短、治愈率高。

刘建平贯通中西,博采众长,根据患者的具体情况,将经方与时方进行有机结合,以疗效为首要目标;辨证论治,衷中参西,不仅在中医诊疗方面疗效显著,而且在西医诊疗方面也有很深的造诣;讲求中西医有机结合,以中医为主,以西医为辅,但两方面不可偏废;充分利用西医先进技术与手段,服务于中医诊疗过程;内病外治,内外结合,强调内治法与外治法并重,在部分疾病的治疗中广泛开展中医药外治法;破除藩篱,携手外科,在诸多疾病围手术期的诊治过程中,不仅开拓了中医药应用范围,而且在外科领域发挥了中医药治疗优势;追求病证结合,审病施治,对于西医诊断和中医辨证,都要求准确和规范,不可偏废。

(一)盆底生物反馈联合针灸治疗出口梗阻型便秘

出口梗阻型便秘是一种临床较为常见的慢性便秘类型,其引起的不适感和危害性日益被人们重视。盆底生物反馈疗法通过生物反馈机制对出口梗阻型便秘患者发挥积极的治疗作用,但其单独治疗的效果往往不佳。针灸是祖国传统医学的一大特色,而便秘属于针灸的一级病谱。因此,刘老主张采取盆底生物反馈联合针灸治疗出口梗阻型便秘,取得了满意的疗效。

出口梗阻型便秘是因盆底肌功能发生紊乱,排便时肛门外括约肌以及耻骨直肠肌无法进行适应性舒张,却出现收缩造成肛门口的不松弛,导致羁留性便秘或排便困难的一种功能性便秘。随着疾病谱的改变、饮食结构的变化、社会因素以及精神心理因素对疾病的影响,出口梗阻型便秘的发病率逐年升高,对人们的生活质量产生严重不良影响。出口梗阻型便秘的发病原因主要包括盆底痉挛综合征、耻骨直肠肌综合征、直肠前膨出、直肠内脱垂以及盆底下降等。运动、饮水及膳食纤维等常规疗法对出口梗阻型便秘的疗效较为轻微;大部分患者主要通过服用泻药以促进排便,这会造成肠道功能受损。

盆底生物反馈主要通过听觉反馈或视觉反馈的方法进行盆底训练,使痉挛盆底肌的松弛度逐渐恢复正常,并保持协调性,从而使患者逐渐掌握正确的排便生理,形成自我控制排便的能力,最终使排便恢复正常。出口梗阻型便秘属于中医学"便秘"范畴,发病原因与肾和脾胃功能、大肠传导功能失常紧密相关,有虚实之分。取脾胃经腧穴,行针刺加电治疗,可以培元固本、通降腑气,且由于针感直接到达肛门部位,气至病所,能有效发挥益气健脾、调气除湿的功能;加之针刺长强可以直接深达痉挛组织,可以改善患者肛门紧缩、排便乏力等临床症状,具有增强治疗效果的作用。

(二) 消肿止痛法治疗肛门肿痛

刘老认为,肛肠疾病的病位在下,多湿热瘀血为患,多引起肛门肿痛,治宜清热燥湿、止血活血、消肿止痛,且中药外熏可直达病所,故常外用消肿止痛液治疗肛门肿痛。

消肿止痛液的基本组成:芒硝20g,大黄20g,黄柏20g,五倍子30g,地榆炭20g,制乳香15g,制没药15g,益母草30g。

全方具有活血通络、清利湿热、消肿止痛之功,可使肛门局部气机条达、脉络通畅,切口肿消痛止、促进愈合。

(三) 清热燥湿活血法治疗肛裂

肛裂的主要病机为经络受损、气滞血瘀、湿热未尽、热毒内聚,治疗以活血化瘀、清热解毒为主。刘老将肛裂的病因病机、治疗用药、现代医学研究进展、手术方式等相结合,从清热燥湿活血入手,自拟肛裂洗剂,用于治疗肛肠疾病及术后切口不愈合。刘老对清热燥湿活血法对应的中医理论、病证特点进行全面解读,对清热燥湿、活血止痛、益气活血等多方面进行了梳理。

肛裂洗剂功效:清热解毒,活血止痛。

肛裂洗剂组成:马齿苋30g,蒲公英30g,大黄30g,赤芍30g,乳香

15g,没药 15g,红花 10g,白芷 10g。

肛裂洗剂适用于 I 期肛裂,能有效缓解局部疼痛,促进创面愈合,疗效确切。本方以马齿苋、蒲公英、大黄为君,既能清热解毒,又能活血消肿;乳香、没药为使,不仅活血祛瘀止痛,还能消肿生肌;赤芍、红花、白芷活血行气止痛。全方在清热燥湿、止血生肌基础上融入止痛之法,切中肛裂病因病机,可达到标本兼治、内外同治的目的。现代药理研究显示,本方有抗炎、抗溃疡、杀菌、解痉、止血、镇痛、通便作用。

(四)中药保留灌肠治疗大肠湿热型溃疡性结肠炎

刘老对于溃疡性结肠炎(UC)的病机研究主要从湿热蕴结、肝气乘脾、脾肾两虚、寒热错杂入手。UC 的主要致病因素为湿热,病理基础以脾虚为本,以湿热内蕴、气血失调为标,且脾胃气虚贯穿 UC 的整个发病过程。刘老根据多年的临床经验,总结出:活动期 UC 在治疗上应从湿热、脾虚、气滞、寒凝等方面入手,治宜清化湿热、抑肝扶脾、健脾益肾、清上温下,强调健脾利湿等方面;用药紧扣治法,以清热、健脾药居多。给药方法有内服、保留灌肠或两者并用。中药保留灌肠可以使药物直达病所,直接作用于肠壁,充分接触病灶,起局部治疗作用,又可避免上消化道酸碱度和酶对药物的影响,保持药物性能,使药物吸收更为完全,临床疗效确切。

刘老将传统的中医宏观辨证与电子肠镜微观辨证相结合,提高了证治的针对性、准确性,从而提高了临床疗效。溃疡性结肠炎早期黏膜主要表现为充血、水肿、部分呈颗粒状变,且黏膜较脆弱,呈点状出血或自发性渗血;随着病变进展,黏膜隐窝小脓肿形成,并逐渐扩大,导致黏膜表面坏死脱落,形成密集细小表浅的椭圆形溃疡,进一步发展形成大的溃疡。慢性复发型患者可见炎性息肉形成。慢性复发型 UC 一般历时 3~10 周,每日腹泻 3~5 次(黏液便、脓便,间或有血便),全身症状不明显;纤维结肠镜可见典型的上述变化。UC 可分为活动期、缓解期两类。①活动期:肠腔狭窄呈管状,表面硬,正常黏膜结构消失,黏膜充血水肿渗血,炎性息肉及溃疡形成,黏膜分泌物较多,且多呈黄色或红色;②缓解期:黏膜充血,炎性息肉形成,肠腔狭窄,炎症较轻,分泌物少或呈白色。

刘老认为,溃疡性结肠炎的病位在肠,与肝、脾、肺、肾相关;溃疡性结肠炎多由感受外邪、饮食不节、禀赋不足、情志失调等因素,导致脾胃受损,脾失健运,湿从内生,湿浊内蕴,久而化热成毒,下迫大肠,气血运行不畅,则肠腑气血凝滞,肉腐血败而发,表现为结肠溃疡、下痢赤白。故本病的基本病机是脾虚湿蕴,热毒瘀阻。脾为后天之本,脾虚则运化无力,水谷精微不能输布全身以滋养脏腑而发病。故本病发病之本在于脾虚,发病之标为湿热、气滞、血瘀。刘老根据多年临床经验,得出 UC 在治疗上应从湿热、脾虚、气滞、寒凝等方面入手,以清化湿热、抑肝扶脾、健脾温肾、清上温下等法为主;注重健脾化湿和胃,兼以疏肝理气;喜用清热、健脾、化湿之品。刘老基于宁夏地区特殊的地理环境、气候特点、饮食习惯,发现当地疾病的证候分型有其独特之处,其中溃疡性结肠炎以大肠湿热证居多,宜以"清热化湿法"治之;在临床中,运用化湿止泻汤治疗大肠湿热型溃疡性结肠炎患者,临床疗效显著。刘老始终强调,专病专方的关键在于准确辨证,有是证用是方,方证对应才能充分发挥专方的最大效应;临床中更需随症加减,不可拘泥,如若丢弃辨证,结果必然大相径庭。

刘老依据溃疡性结肠炎的症状特点(出现脓血便或黏液血便、便次增多,里急后重,或伴腹痛、发热等)、病理变化特点(脉络受损,血败肉腐),拟定**中药保留灌肠剂**(组成:干姜 10g,台乌 10g,黄连 10g,黄芩 10g,当归 10g,杭芍 10g,地榆炭 30g,夜交藤 30g,忍冬藤 30g,泽泻 30g,金银花 30g,连翘 30g,皂角刺 10g,白芷 10g,白及 10g,玉片 30g 等药加减。浓煎,每剂取汁 200ml),保留灌肠治疗非特异性溃疡性结肠炎,取得了很好的临床疗效,现已成为我院肛肠科治疗溃疡性结肠炎的特色疗法。

(五)刘建平治疗肛瘘的经验

刘老每每提到,肛肠疾病虽表现在局部,但疾病的起因、发展规律、预后等无不与全身气血阴阳相关,要根据患者的症状、体质、寒热虚实来辨证分析,因人制宜,并结合八纲辨证,联系肛门局部体征,进行归纳分析,方能把握疾病发展规律。肛肠疾病不但要从全身辨证,更要结合局部症状、体征,辨出虚实、寒热。他常说,辨病与辨证要相结合,它们分别反映了疾病的不同方面,两者不能分开来看,只有互相印证才能把握疾病主要病机,使治疗事半功倍,疗效显著。

对于肛瘘的治疗,刘老主张多种治疗方式相结合,根据患者病情虚实之不同给予不同的治疗方法。在肛瘘的不同阶段,亦辨证给予不同的治疗方法。肛瘘早期,未行手术治疗前,可给予中药汤剂内服;因正气未伤,邪气未盛,故早期的治疗原则以清法为主,主要选用一些清热利湿、凉血解毒排脓的药物,如苍术、黄柏、黄连、泽泻、薏苡仁、赤芍、牡丹皮等。肛瘘后期,正气已伤,余毒未清,邪气久恋不去,故治疗原则以补法和托法为主,以益气扶正为主,辅以托里透毒,常以八珍汤、十全大补汤等方化裁。而对于一些特殊肛瘘,如结核性肛瘘,治疗时常以益气养阴为主,辅以托里透毒,兼顾脾胃。结核性肛瘘患者,因久病暗耗,全身状况欠佳,加之久病脾胃虚弱,此时若一味攻伐,而忽略对脾胃功能的保护,用药往往难以取效。所以对于此类患者,刘老反复强调,一定要辨病与辨证相结合,不要一看到"结核"就只用清热解毒法;如患者全身状况欠佳,先要顾护正气,待正气来复,扶正之余,少佐清热之药;如患者全身状况良好,则以益气养阴排毒之药为主,并时时关注患者病情变化,根据病情变化调整用药。对于手术后的肛瘘患者,特别是术后创面生长缓慢、久不愈合的肛瘘患者,首先要明确其病因。刘老认为,术后创面生长缓慢的肛瘘患者,多系正虚邪恋,余毒未清,可予益气扶正中药口服,同时配合西医营养支持,可静脉输注氨基酸、脂肪乳等。

刘老常讲,肛瘘虽然是局限于肛门部的疾病,但不能忽略对全身的辨证治疗,只有全身症状改善了,局部疾患才有愈合的可能。

西医学对肛瘘的病因认识尚无统一说法,但绝大多数学者接受"肛腺感染学说""中央间隙感染学说""上皮细胞致病学说",这些学说均具有临床指导意义。肛瘘多为化脓性感染所致,少数为结核病和克罗恩病患者的特异性感染,他如直肠肛管外伤、会阴部手术继发感染也可形成肛瘘,直肠肛管恶性肿瘤也可演化成瘘管。中医学认为,外感风、热、燥、火、湿等六淫邪气,顺胃肠传于下部,使肛门肿满,结如梅核,然后转变为肛瘘。《医宗金鉴》云:"痔疮形名亦多般,不外风湿燥热源,肛门内外俱可发,溃久成漏最难痊。"此外,肛痈溃后,不能托毒外出,余毒未清,久不收口。《千金翼方·痈痈下·鼠瘘》说:"一切痈疽皆是疮痿根本所患,痈之后脓汁不止,得冷即是鼠瘘。"《外科正宗》所云"夫脏毒者,醇酒厚味,勤劳辛苦,蕴毒流注肛门结成肿块",也是对该病的描述。

刘老认为,肛瘘的主要病因有:①反复腹泻和便秘使粪便滞留肛隐窝,引起肛腺感染;②外伤、手术、异物刺激、外科检查等导致肛门直肠损伤,细菌侵入伤口;③糖尿病、贫血、肠炎、直肠肿瘤等使机体免疫力下降,肠道非特异性防御功能减退;④上述病因存在,内口反复感染,脓腔引流不畅,脓液穿过不同高度的肛门括约肌,导致肛瘘再发。所以,明确病因也是保证手术成功和防止复发的关键。

刘老主张,治疗肛瘘首先要问询病史及进行全身情况的诊查,并在局部进行病理组织检查、细菌培养、直肠腔内超声探查、计算机体层成像(CT)及磁共振成像(MRI)检查等,对于肛瘘尤其是复杂性肛瘘的诊断具有重要参考价值。查明其病因,明确其性质,然后针对病因治疗必获良效。关键是找到内口的位置。只有充分地了解内口(原发病灶)的位置、瘘管管道的走行、主管与支管的关系,在临床上才能有针对性地选择术式。不可盲目施以手术治疗,轻则创口不愈或反复复发,重则贻误病情,造成不良后果。诚然,肛瘘的国内外诊断标准不一,但刘老驭繁以简,提出一个指导临床切实有效的标准:只要临床中遇到比常见肛瘘难以处理,且处理过程中易损伤肛门括约肌,引起较多并发症,影响患者生存质量的肛瘘,应视为复杂性肛瘘。

对于克罗恩病、溃疡性结肠炎、梅毒、糖尿病等引起的特异性肛瘘,刘老认为应以治疗原发病为先,不可妄动刀线,否则徒伤肛门而于治疗无益。对于病程较长、反复发作的肛瘘,若见"果冻样"分泌物流出,多考虑恶变倾向,临床一定要加以重视。对于结核性肛瘘的诊断,不仅要依据局部活组织病理检查结果,还要考虑全身原发结核灶,以免漏诊。

(六) 刘建平治疗肛周湿疹的临床经验

宁夏地处西北,饮食生活习惯较为特殊(喜食牛羊肉等肥甘厚腻之品,好饮酒),气候干燥,故湿疹疾病多发。肛周湿疹属于特殊部位的湿疹,局限于肛门,少数可累及附近皮肤和会阴部;因部位特殊,常接触不洁分泌物,使得该部位常潮湿,故奇痒难忍,且病情易反复,严重影响患者生活质量。

刘老治疗肛周湿疹常用止痒洗剂外洗,并配合曲安奈德软膏＋中药颗粒剂调配外涂。

止痒洗剂组成:白鲜皮 15g,苦参 30g,龙胆 15g,蛇床子 15g,地肤子 15g,白芷 10g,百部 10g,黄柏 15g,赤芍 15g,甘草 10g。用法:水煎 200ml 熏洗,每日 1 次。

止痒洗剂清热利湿止痒,方中苦参、黄柏、白鲜皮、龙胆清热燥湿,蛇床子祛风燥湿,地肤子清热利湿,白芷祛风散寒,百部清肺止咳,赤芍清热凉血,甘草调和药性。

（七）中医诊病静、诚、细

刘老常以"大医精诚"教导我们，提倡平心静思诊治患者，"门诊时要静心投入"，专心诊病，仔细诊察，丝丝入扣。肛肠疾病多羞于启齿，难以描述，而刘老诊病时，总让患者备感亲和，从容述说病情和接受检查。肛肠疾病虽然以局部症状为主，但刘老每每告诉我们，肛肠疾病的起因、发展规律、预后等无不与全身气血阴阳相关。要根据患者的症状、体质等辨证分析，因人制宜，方能把握疾病发展规律。因此，肛肠疾病不但要从全身辨证，更要结合局部症状、体征，辨出虚实、寒热、阴阳、表里。他还常说，辨病与辨证要相结合，它们分别反映了疾病的不同方面，同等重要，不能分开来看；只有互相印证才能把握疾病的主要病机，治疗才能事半功倍。

1. 肛门指诊的重要性　肛门指诊有"指诊眼"之称。肛门指诊时，首先与患者交流，消除其疑虑，然后润滑指套，轻按肛门，待适应后柔和入指，禁忌生猛、快、硬。指诊前做好医院感染防护，并洗手。

2. 形态辨病　以患者肛门剧痛时走步的形态，来推断辨别肛周脓肿与混合痔嵌顿合并血栓。混合痔患者，由于疼痛，常叉开腿行走，能用力；肛周脓肿患者，走步慢、怕用力，腹压增加时疼痛加重，惧怕咳嗽。

3. 便血辨色　便血的颜色大致可分为鲜红、暗红、紫黑 3 种。血色鲜红，表明血液在肠道停留时间短，出血速度快，出血部位离肛门近（近血）。远血（上消化道出血）出血量<100ml/d 时，大便外观正常；出血量为150~200ml 时出现黑便。上消化道或空肠出血时，排柏油样黑便；横结肠出血时，排暗红色便；脾曲以下出血时，排鲜红色便。便血时须行肛门指诊，以排除痔疮、直肠息肉或肿瘤出血。

4. 辨病辨证注重局部　例如肛周湿疹，可通过肛周皮肤的色泽、形态、皮损情况来辨阴阳，区分六淫邪气。术后切口的颜色、分泌物的情况，有助于掌握组织生理病理各期的变化。中药外治可促进伤口愈合，防治并发症发生，提升生活质量和健康水平。

（八）辨治便秘，重视心理调适

便秘的治疗，涉及气血津液、肝心脾肺肾五脏功能的调摄，应注重从气虚、血虚、津亏入手辨证施治。肠燥津亏，气机不舒，用润肠法、攻下法治标；便畅后，从脏腑病机论治，以求治本扶阳。若肠胃气化功能（阳气）不足，扶肾脾之阳，调肝肺之气，阳复则阴自生。久秘者，慎用攻下。长期便秘患者贸然服用泻下药,易攻伐正气,致脾阳不振,中气下陷。因此,正气虚、阳气弱的便秘患者,不宜再攻下泻下,应采用润燥、升降调和法治疗。

便秘、肛门坠胀、肛门疼痛等肛肠疾病患者易形成心理疾病,产生淡漠、多疑、自卑的心态,造成心身俱病。通过药物缓解便秘,配合心理疏导治疗,以及改善生活方式等,可缓解患者的焦虑、抑郁表现,达到治疗肛门坠胀、肛门疼痛等疾病的目的。

(九)手术精益求精,悉心传授

刘老在痔、肛瘘、肛裂、肛痈等肛肠疾病的手术治疗方面基本功扎实,要求严格,手术操作认真、细致、稳重、谨慎。

1. 手术技艺精湛 刘老从医近40年,手术经验丰富,切口设计规范,皮瓣处理恰当。痔手术的关键是结扎点的选择、切口设计、肛门功能保护。女性会阴前部短,截石位3点、6点、9点切开时适度延长,则愈合后肛门形态保持更好。结扎点的数量在3个以上时,结扎点的高度应错落有致,不宜在同一平面,以防肛门狭窄。术中痔结扎要牢靠,以降低术后出血风险。

2. 创新进取,应用新术式 刘老在我院肛肠科率先开展选择性痔上黏膜切除术(TST)、吻合器痔上黏膜环切术(PPH)、痔套扎等手术技术,带领学科发展。刘老手术操作得当,临证经验丰富,尤其应用最新术式治疗肛肠疾病,配合中医药口服/外用以减少术后疼痛、便秘、便血、肛门坠胀等各种并发症,而且整体疗效优于单纯西医治疗。

3. 术后并发症的处理

(1)尿潴留:术后尿潴留主要表现为排尿困难、下腹憋胀,叩诊膀胱充盈,有移动性浊音,脐下2~3横指可及。先以暖水袋热敷小腹,或中药热溻敷,或点穴按压,或针刺关元、气海等穴。若无效,在排除并发症后,给予新斯的明注射液2ml肌内注射。以上多种方法仍无效,可行导尿法。同时,嘱患者多饮水,或给予中成药热淋清颗粒(胶囊)、八正合剂口服。若中老年男性伴有前列腺增生或肥大者,可给予非那雄胺片(保列治)、盐酸酚苄明片(竹林胺片)、前列康或其他药物对症治疗。

(2)出血:广泛渗血时,可配用止血药,如氨甲苯酸(止血芳酸)、酚磺乙胺(止血敏)、注射用血凝酶(立止血)等;若结扎线脱落,或动、静脉出血,则行压迫止血或局麻下结扎止血。

(3)粪嵌塞:可先给予软皂水灌肠或开塞露导便,若不效可采用手法清除之后,再行灌肠或给予开塞露。

(4) 疼痛:为预防疼痛,可在术中放置止痛泵或给予长效麻醉。术后疼痛轻者,可给予止痛片口服或赖氨匹林(阿沙吉尔)静脉滴注,若不效可选择性给予盐酸布桂嗪(强痛定)、曲马多或哌替啶(杜冷丁)等肌内注射。

(5) 发热:先查血常规后对症处理,并可选用物理降温,或应用复方氨林巴比妥注射液(安痛定)、赖氨匹林等解热剂。

(十) 痔的分期精准治疗

痔属于肛肠科最常见的疾病之一。混合痔一般由内痔、外痔相连而成,主要表现为便血、脱出、疼痛反复发作,且发病率随年龄增加而增加。混合痔一经脱出,伴有便血、疼痛、肛门瘙痒、肛门潮湿、肛门下坠等并发症,影响患者生活质量时,可采取手术治疗。混合痔手术方式主要包括外剥内扎术、高悬低切术、痔切除术、痔核缝扎术及吻合器痔上黏膜环切术(PPH)等。刘老根据痔的分期进行论治,如内痔出血一期轻症采用痔血合剂清热凉血;内痔出血二期重症采用消痔灵注射固脱法治疗;内痔出血二期重症伴有脱出者采用套扎术治疗。针对病程,分层分期精细化治疗,临床效果非常好,患者满意度高。同时,消痔灵注射固脱法还能治疗老年人内痔无法手术、直肠脱垂等。

三、医案精选

溃疡性结肠炎（一）

姓名：汤某　　**性别**：☑男　□女　　**出生年月**：1980-05-20　　**民族**：汉族

文化程度：大专　　**婚姻状况**：☑已婚　□未婚

初诊时间：2014-01-08

主诉：腹痛伴黏液血便2年。

现病史：患者自诉2年前因饮食不慎，加之遇凉，出现左下腹疼痛，腹胀，排便次数增多，伴黏液血便，便后腹痛缓解，腹胀消失，但饮食后仍出现腹胀、腹痛，自己口服"补脾益肠丸""乳酸菌素片"后症状缓解。此后，上述症状于进食辛辣之品或劳累后反复发作，排便次数较多，并有黏液血便，伴肛门烧灼，里急后重感明显。2年来，上述症状逐渐加重，纳差，食后腹胀加重，遂到医院就诊。

现症见：腹痛时作，排便次数3~5次/d，伴黏液血便，便后疼痛略缓解，纳差，小便短赤，舌质红，苔黄腻，脉弦滑。

既往史（过敏史）：否认肺结核、肝炎等传染病病史，否认冠心病、高血压、糖尿病、高脂血症、中风、痛风、青光眼等病史，无手术史，否认药物、食物过敏史。

辅助检查：肛门指诊、肛门镜检查、肠镜检查示溃疡性结肠炎。血常规、尿常规检查无异常，便常规示潜血（++）。

辨证分析：患者为青年男性，因饮食不慎，伤及脾胃，加之久病气虚、脾气虚弱，运化无力，故出现纳差、腹胀及排便增多。脾虚无以清利湿热，湿热下注大肠，热灼肠络，则见黏液血便，下注肛门则里急后重。

中医诊断：休息痢（湿热下注）。

西医诊断：溃疡性结肠炎。

治法：清热利湿止泻。

方药：党　参15g　炒白术25g　茯　苓10g　山　药30g

厚　朴 12g　　木　香 10g　　吴茱萸 12g　　胡黄连 15g

地榆炭 30g　　黄　柏 15g　　白　芍 12g　　焦山楂 25g

甘　草 7g　　　　　　　　　　7剂，水煎取汁 200ml，早晚温服。

按语：《素问·经脉别论》："饮入于胃，游溢精气，上输于脾。脾气散精，上归于肺，通调水道，下输膀胱。"患者久病气虚，脾气虚弱，运化失职，水谷内停，故纳少、脘腹胀满；食后脾胃负担加重，故腹胀更甚；湿热下注，流注肠中，故大便黏腻，伴有黏液血；脾胃为气血生化之源，脾气虚，日久导致脾阳不振而出现喜温喜按；小便短赤，舌质红，苔黄腻，脉弦滑，是湿热之象。因此，治疗上以清热利湿、涩肠止泻为主。方中党参、白术、茯苓、山药为四君子汤，重在健脾益气；厚朴苦辛温，辛能散结，苦可燥湿，温能祛寒，为消除胀满之要药，凡气滞、湿阻、食积所致胀满均适宜，同时配以甘草，寓攻于补，更为妥善，是为方中君药。木香辛苦温，气芳香而辛散温通，长于调中宣滞，行气止痛，治泄泻、腹胀、里急后重，为常用之品；吴茱萸辛苦热而入脾、胃诸经，辛主行散，苦能燥湿，故有"下气止痛"之功；上2味侧重以理气止痛而建功，故均为方中臣药。胡黄连苦寒，乃清热燥湿之佳品。《本草正义》云："胡黄连情性，悉与川连同功，惟质重色黑，沉降之性尤速，故清导下焦湿热，其力愈专，其效较川连为捷。"因此，选用胡黄连而不用黄连，是本方的一大特点。地榆炭止血功效尤佳。黄柏苦寒，功擅清热燥湿。白芍苦酸微寒，能"止热泻"，除"肠胃湿热"，"为腹痛之主药"。山楂为消肉食积滞要药，又可活血化瘀，用于食滞不化、泻痢腹痛。

【点评】

溃疡性结肠炎是肛肠科常见疾病，因病情迁延难愈，给患者的生活、工作造成了巨大困扰。中医古籍中并无"溃疡性结肠炎"这一病名，但据其临床表现应属于"痢疾""泄泻""便血""肠澼"等范畴。以病因而论者，有"疫毒痢""热痢""冷痢"等；从泻下物的性质形态命名者，有"赤白痢""水谷痢""脓血痢"等；从脏腑命名者，如"大肠泄""肠澼"等。"休息痢"以时发时止、经年不愈为辨证要点，符合溃疡性结肠炎的发病特点，能较准确反映慢性溃疡性结肠炎的特性。治疗溃疡性结肠炎首先应认识疾病，其次辨证要准确，再次用药要恰当，方能取效非凡。

1. 溃疡性结肠炎的临床表现

（1）症状表现：持续反复发作性黏液脓血便，腹痛，伴有不同程度的全身症状。不应忽视少数只有便秘或无血便的患者，既往史及体检中要注意关节、眼、口腔、皮肤、肝、脾等肠外表现。

（2）肠镜所见：①黏膜有多发性浅溃疡伴充血、水肿，病变大多从直肠开始，且呈弥漫性分布；②黏膜粗糙呈颗粒状，质脆、易出血，或附着脓性分泌物；③可见假息肉，结肠袋往往变钝、消失。

（3）病理所见：黏膜活检呈炎症反应，同时常可见糜烂、隐窝脓肿、腺体排列异常及上皮变化。

（4）钡灌肠所见：①黏膜组织粗乱和/或细颗粒变化；②多发性溃疡或假息肉；③肠管狭窄、缩短，结肠袋消失，可呈管状。

2. 溃疡性结肠炎的诊断标准　在排除细菌性痢疾、阿米巴肠炎、慢性血吸虫病、肺结核等感染性结肠炎及结肠克罗恩病、放射性结肠炎的基础上，可按下列条件诊断。

（1）根据症状表现、肠镜所见3项（①②③）中的1项和/或黏膜活检，可以诊断本病。

（2）根据症状表现、钡灌肠所见3项（①②③）中的1项可以诊断本病。

（3）症状表现不典型而有典型肠镜所见或钡灌肠所见者可临床拟诊本病，并观察发作情况。

（4）有典型症状或典型既往史，而且结肠镜或钡灌肠检查无典型改变者，应列为"疑诊"随访。

（5）初发病例，症状表现和结肠镜改变均不典型者，暂不诊断为溃疡性结肠炎，可随访3~6个月，观察发作情况。

一个完整的诊断还包括其临床分型、病情程度、病变范围和疾病分期。

（1）临床分型：可分为初发型、慢性复发型、慢性持续型、急性暴发型。

（2）病情程度：可分为轻度、中度、重度3种类型。

（3）病变范围：可分为直肠炎、直肠乙状结肠炎、左半结肠炎、右半结肠炎、区域性结肠炎和全结肠炎。

（4）疾病分期：可分为活动期、缓解期。

3. 溃疡性结肠炎的治疗　治疗目的是改善临床症状、消除炎症、愈合溃疡、防止并发症和预防复发。治疗方法宜以中药内服为主，配合中药保留灌肠，辅以理疗、针灸疗法等，严重或有严重并发症者配合支持疗法及抗炎药物治疗，必要时行手术治疗。中医辨证治疗如下：

（1）湿热蕴结型：发病急，腹痛拒按，腹泻伴里急后重，黏液血便，肛门灼热，饮食乏味，中脘满闷，身乏困重，发热，小便短赤，舌黄腻，脉滑数。

治法:清热利湿,凉血导滞。

方药:清热利湿汤加减。

  白头翁 30g 秦 皮 20g 黄 柏 15g 茯苓 30g

  猪 苓 15g 胡黄连 10g 白 芍 30g 山药 30g

  葛 根 15g 木 香 10g 延胡索 30g 地榆 15g

  甘 草 10g

(2)脾虚夹湿型:常见于病情反复发作者。肠鸣腹泻,粪便夹有不消化食物,纳呆胸闷,疲乏无力,失眠多梦,腹痛喜按,舌淡苔白,脉濡缓。

治法:益气健脾,祛湿止泻。

方药:健脾益气汤加减。

  党参 15g 白术 15g 山楂 20g 陈皮 10g

  麦芽 20g 山药 30g 干姜 10g

(3)脾肾阳虚型:病程迁延已久,反复发作,形体消瘦,痢下清稀,晨起即泻,肠鸣腹泻,泻后则安,食少乏力,形寒肢冷,腰膝酸软,面色㿠白,舌淡无苔,脉沉细无力、尺弱。

治法:温补脾肾,固涩止泻。

方药:温肾止泻汤加减。

  补骨脂 30g 五味子 15g 肉豆蔻 30g 白术 30g

  吴茱萸 15g 延胡索 20g 赤石脂 30g 枳实 10g

  白 芍 30g 诃 子 10g 甘 草 10g

(4)肝脾不和型:病程长,腹泻多于情绪紧张或激动后发生,腹痛即泻,泻后痛减,伴胸胁胀痛,脘闷纳呆,苔薄白,脉弦细。

治法:抑肝扶脾。

方药:健脾疏肝汤加减。

  党 参 30g 白术 30g 茯苓 30g 芍药 20g

  山 药 30g 陈皮 15g 防风 15g 柴胡 15g

  延胡索 20g 枳实 10g 香附 10g 甘草 10g

(5)气血两虚型:疾病迁延不愈,反复发作,面色淡白或萎黄,头晕目眩,少气懒言,神疲乏力,或有自汗,心悸失眠,舌质淡嫩,脉细弱。

治法:滋阴养血,益气健中。

方药:补气生血汤加减。

  生地黄 15g 人 参 20g 当 归 30g 茯 苓 15g

白　术20g　炙甘草10g　白　芍10g　川　芎10g

肉　桂10g　黄　芪30g　延胡索15g　蒲公英10g

赤石脂20g　鸡血藤30g

(6)血瘀肠络型:腹痛拒按,痛有定处,腹胀肠鸣,泻下不爽,面色晦暗,肌肤甲错,舌质紫暗或有斑点,脉弦涩。

治法:活血化瘀,理肠通络。

方药:活血化瘀汤加减。

延胡索20g　枳实10g　当　归30g　川芎10g

赤　芍10g　蒲黄10g　炒五灵脂10g　香附15g

桃　仁10g　红花10g　甘　草10g

溃疡性结肠炎(二)

姓名:张某　**性别:**☑男　□女　**出生年月:**1977-04-06　**民族:**汉族

文化程度:不明　**职业:**无　**婚姻状况:**☑已婚　□未婚

初诊时间:2021-12-20

主诉:间断大便次数增多半年余。

现病史:患者半年前出现排便次数增多,伴少许黏液、脓血,无排便费力、排便困难等,就诊于我院,口服中药治疗。目前,患者大便次数2次/d,成形软便,进食辛辣刺激之品、水果等后大便稀溏,每日可达4~6次,无便血,无腹痛、腹胀等,纳可,眠安。2021年5月8日肠镜检查示回肠末端淋巴滤泡增生、直肠炎。

既往史(过敏史):否认肝炎、疟疾、结核病等传染病病史。否认冠心病、高血压、糖尿病、脑血管病、精神病等病史。否认外伤史,否认过敏史。预防接种史不详。

中医四诊:神色自如,形体正常,语声清,气息平,舌质淡,苔薄腻,脉滑。

辅助检查:①视诊(膀胱截石位):肛门居中,外观无畸形;②肛门指诊(膀胱截石位):直肠下端空虚,未触及异常包块,退指指套未染脓血、黏液。

辨证分析:患者主因"间断大便次数增多半年余"入院,病属中医"休息痢"范畴。《素问•经脉别论》云:"饮入于胃,游溢精气,上输于脾。脾气散精,上归于肺,通调水道,下输膀胱。"患者久病气虚,脾气虚弱,运化失职,加之脾肺乃相生之脏,久病及肺,肺与大肠相表里,故见排便次数增多;

食后负担加重,肠道运化失司,湿热蕴结,故大便次数亦增多。

中医诊断:休息痢(肺脾气虚兼湿热)。

西医诊断:溃疡性结肠炎。

治法:益气健脾,清热祛湿。

方药:参苓白术散合葛根芩连汤加减。

党参 15g　白术 30g　山　药 20g　桔　梗 6g

黄连 10g　黄芩 10g　葛　根 10g　白扁豆 10g

茯苓 10g　厚朴 10g　莲子心 3g　陈　皮 10g

颗粒剂,7剂,每次1格,开水冲服,每日2次。

按语:此例患者久病肺脾气虚,治以益气健脾为主,佐以清热利湿之法。方中党参、白术、茯苓、山药联用,重在健脾益气;厚朴苦辛温,辛能散结,苦可燥湿,温能祛寒,为理气消胀之要药,凡气滞、湿阻、食积所致胀满均适宜;佐以葛根芩连汤清热利湿。患者病情平稳,大便次数基本趋于正常后,为防止病情复发,在治疗上应以顾护脾胃之气为主,佐以清热之药,可以缓慢减少黄连、黄芩等药物的用量,以防苦寒之药损伤脾胃之气。针对溃疡性结肠炎病情平稳期,要注意预防病情再次复发的可能,因此平素生活上要畅情志、调饮食、适寒温、勿劳累。

【点评】

溃疡性结肠炎(UC)是一种病因尚不十分清楚的、累及直肠和结肠的慢性非特异性炎性肠病,病变主要限于大肠黏膜和黏膜下层。临床表现为腹泻、黏液脓血便、腹痛。病情轻重不等,多呈反复发作的慢性病程。西医多使用氨基水杨酸制剂、糖皮质激素、免疫抑制剂等治疗该病,在控制UC症状方面具有优势,但存在不良反应多、停药后复发率高等问题。目前,中西医结合治疗UC已被广泛接受,大量的临床和实验研究充分证实,中药在UC的治疗中可发挥重要作用。

1. 提高疗效　UC一般呈慢性过程,大部分患者反复发作,目前中药治疗可以控制疾病发展、减轻临床症状、改善实验室异常指标等,从而提高疗效。

2. 缩短症状改善时间　糖皮质激素等药物仅对UC的急性发作期有较好疗效,而在辨证论治基础上采用中药治疗,可以较快控制病情,有效缩短症状改善时间。

3. 降低复发率　临床上,不少UC患者在应用氨基水杨酸制剂和糖皮质激素治疗后病情出现反复,这一现象在西药减量过程中尤为突出,而配合中药治疗可以有效减轻患者对西药的依赖,降低复发率。

4. 治疗伴随症状　对于 UC 的伴随症状,西医常采用对症治疗的方法,但结果往往顾此失彼,疗效欠佳,而采用中医的辨证施治和整体治疗,疗效显著。

除此之外,中药尚有耐药性小、毒副作用少等特点。

目前,西医对溃疡性结肠炎的治疗还没有特殊疗法,而中医采取辨病与辨证、局部与整体相结合,应用健脾益气、活血化瘀、清热解毒燥湿、涩肠止泻等治则,通过中药煎服、灌肠等不同途径进行治疗,往往能够取得满意疗效,显示出中药治疗本病的优越性和广阔前景。可以相信,随着临床和实验研究的进一步深入,会有更多行之有效的中药及复方被筛选出来,其作用机制也将会得到进一步阐释,使中药在控病、治疾等很多方面发挥越来越重要的作用。

化脓性汗腺炎(一)

姓名:莫某　**性别**:☑男　□女　**出生年月**:1965-02-11　**民族**:回族
文化程度:本科　**职业**:无　**婚姻状况**:☑已婚　□未婚
初诊时间:2022-06-08

主诉:肛旁肿块胀痛不适 1 个月。

现病史:患者诉 1 个月前无明显诱因右侧肛旁起一肿块,胀痛不适,伴发热,自行挑破、挤出脓液,并口服消炎药(具体不详)后,疼痛缓解,肿块渐缩小,未予重视。3 天前,上述部位再次肿起,触之痛痒不适,患者为求进一步诊治,就诊于我院,由门诊以"肛周化脓性汗腺炎"收住我科。

现症见:右侧臀部肿块,伴痛痒不适,无恶心、呕吐,无发热、畏寒,纳食可,眠可,二便调。

既往史(过敏史):30 年前多次患"肛周化脓性汗腺炎",于宁夏医科大学总医院行手术对症治疗,术后切口恢复可。否认冠心病、高血压、糖尿病等慢性病病史;否认肝炎、结核病或其他传染病病史。预防接种史不详。有外伤史,1 年前下楼时不慎摔倒致左侧头颅损伤,先后于银川市第一人民医院、宁夏医科大学总医院行手术治疗(具体术式不详),术后切口恢复可。无输血史。有药物过敏史(对头孢类药物过敏),否认食物过敏史。

辅助检查:新型冠状病毒核酸检测阴性。

专科检查:肛门居中,外观无畸形,右侧臀部可见一大小约 6cm×4cm 肿块隆起,中间可见多个硬结伴脓头,色暗红,按之波动感明显,触痛(+)。肛门指诊:未触及肿物,退指指套未染脓染血。

辨病辨证依据:患者为中年男性,根据症状、体征,病属"肛痈"。《外科正宗》云:"夫脏毒者,醇酒厚味,勤劳辛苦,蕴毒流注肛门,结成肿块。"过食肥甘辛辣之品、醇酒等物,湿热内生,蕴结肛门,流串臀部;或臀部破损染毒,致经络阻塞,气血凝滞,则成本病。毒阻经络,瘀血凝滞,热盛肉腐成脓而发为痈。脓成无去处而于肛旁形成肿块,阻塞气血,气血不通,不通则痛,故疼痛;余毒不清,故反复发作。综观四诊,证属实证,乃湿热下注之证。若及时治疗,预后良好。

中医鉴别诊断:

1. 肛周疖肿　病灶只在皮肤下,发病与肛管内无相关性,穿溃后不形成肛瘘。

2. 肛门直肠痛　多为慢性或复发性肛门直肠疼痛,排便时明显,伴有肛门坠胀、刺痛及烧灼感,发作时间不定,疼痛时间亦不固定;伴有症状 6 个月以上,持续 3 个月,即可诊断。

西医鉴别诊断:

1. 肛门部汗腺炎、毛囊炎　常可在肛周皮下形成瘘管及外口,流脓,并不断向四周蔓延。检查时可见肛周皮下有多处瘘管及外口,皮色暗褐而硬,肛管内无内口。

2. 骶前囊肿或畸胎瘤感染　此为先天性疾病,一般无明显局部症状,当感染时或与直肠后间隙脓肿相似。肛内指诊可触及直肠后肿块,表面光滑,压痛多不明显,有囊性感。X 线检查可见骶前肿块,内有散在钙化影。

初步诊断:

中医诊断:串臀瘘(湿热下注)。

西医诊断:肛周化脓性汗腺炎,颅脑外伤术后。

诊疗计划:

1. 肛肠科常规护理,二级护理,半流质饮食,平卧位。

2. 病情评估　患者为中老年男性,营养良好,生活可自理,生命体征平稳,拟行手术治疗。

3. 完善入院相关检查　血常规、血型定型、肝肾功能、凝血四项、人类免疫缺陷病毒(HIV)＋梅毒、乙肝全套、丙型肝炎抗体测定、尿常规、便常规等检查,心电图、腹部彩超等检查。做胸部 CT、新型冠状病毒核酸检测(已查),以排除新型冠状病毒感染。

4. 中药汤剂治疗　拟予中药汤剂口服,以清热败毒透脓,予透脓散合二妙丸加减。

黄　芪 10g　穿山甲 6g　　川芎 12g　当　归 12g
皂角刺 6g　黄　柏 10g　　苍术 10g　金银花 9g
蒲公英 10g

用法:日 1 剂,冷水煎,取汁 300ml,每次 100ml,3 次 /d,餐后温服。

5. 择期手术治疗。

6. 辨证施膳指导　适逢夏季炎热之际,宜食清淡易消化食物,如绿豆粥、薏苡仁粥等,忌食辛辣刺激之品,禁饮酒。

手术过程: 患者麻醉成功后取俯卧折刀位,术区常规消毒后,铺无菌手术巾。

(1) 术前探查:右侧臀部距肛缘 10cm 处可见一大小约 6cm×4cm 肿块隆起,中间可见多个硬结,根据病变范围考虑行"肛周化脓性汗腺炎脓肿切除术+Z 形皮瓣转移术"。

(2) 操作过程:以包含全部病灶为准,沿标记线逐层切开,病灶破溃后可见淡黄色脓液溢出,量约 5ml;锐性游离病灶区,深达浅筋膜层,彻底切除病灶,留取标本送病检;游离 Z 形皮瓣及皮下组织,用碘伏(聚维酮碘)、生理盐水反复冲洗创面;创面基底部放置负压引流管 1 根,自切口上约 3cm 处戳孔引出并缝合固定;考虑患者偏瘦,皮下组织薄弱,故采取间断全层褥式缝合,以确保对合皮瓣无张力为度,切口总长度约 23cm;用纱布加压包扎。

整个手术过程顺利,麻醉满意,术中出血约 5ml,术毕患者安返病房,标本送病检。

按语: 肛周化脓性汗腺炎是肛周常见的感染性疾病,一经诊断应尽早手术,这样可减轻患者痛苦,防止炎症进一步扩散而继发深部肌肉、筋膜坏死导致感染难以控制。此患者肛旁肿块反复发作,色红,局部可见破溃口,按压破溃处有少量淡黄色脓液流出,故术中应仔细探查脓腔位置。依据脓腔位置、大小,手术方式拟定为肛周化脓性汗腺炎脓肿切除术+Z 形皮瓣转移术。术中依据脓腔情况,必要时可考虑对口引流等术式。术后注意抗感染、止血、镇痛、换药,并行红光治疗、中药汤剂口服及中药熏洗以消肿止痛等;注意监测血糖。术前与患者和家属做好沟通,交代清楚相关情况,使其充分理解,并取得其配合并签字。

【点评】

化脓性汗腺炎(hidradenitis suppurativa,HS)是一种因毛囊闭锁导致毛囊皮脂腺单位受累的慢性复发性炎症性皮肤病。发生于肛门周围,因大汗腺管阻塞、感染而反复发作的慢性炎症,称肛周化脓性汗腺炎,可于肛门、会阴、臀部的皮内和皮下组织之间广泛蔓延、浸润,从而形成许多小脓肿以及范围较广的复杂性窦道和瘘管。该病反复发作,患者肛门周围可见瘢痕、脓痂与溃口脓液并存,迁延日久可累及肛周皮肤(出现增厚、变硬、色素沉着)。该病可严重影响患者日常生活和工作,若未得到及时、积极的治疗,长期不愈还有恶变倾向,恶变率约为3.2%。虽然使用抗生素、免疫调节剂、糖皮质激素等药物保守治疗后,可能在短期内获得较好的治疗效果,但复发率仍然较高,也可能导致多种不良反应,加重患者的痛苦和经济负担。肛门周围的解剖结构特殊,易被感染,因此肛周化脓性汗腺炎较其他部位的HS更难治疗且复发率更高,临床上宜首选手术治疗,以达到尽早控制病情、阻止新皮损出现、防止瘢痕和窦道形成的目的。患者身体状况、手术方式、术后处理不当等因素常引发各类并发症,且手术本身不可避免地对机体局部造成一定程度损伤,在原来病变基础上进一步使局部的腠理、筋肉受损,气血津液外泄,从而削弱了正气防御外邪、祛邪外出、运行气血、维系组织器官生理活动的功能,也相对增加了外邪侵袭的可能性。为保证手术的最佳治疗效果,实现"利大于弊",如何为手术治疗选择合理的辅助治疗手段便成为临床医师考虑的关键。该病在中医文献中属于"软脓疗""漏脓"等范畴。中医中药治疗肛周化脓性汗腺炎有着独特的理论基础和临床特色,临床疗效显著,方法简单易行,具有较大的研究价值。

临床上普遍将手术作为该病的首选治疗方法,临床医师根据其临床经验以及患者具体病情采用各种术式,如揭盖式切除术、选择性顶端切除术等。但由于该病的病位特殊,若未能及时诊治,可致病情迁延、病灶范围扩大,进而可能导致手术创面过大甚至臀部畸形,给患者造成极大的心理负担。因此,在临床治疗中,除了要注意进行积极的沟通,对患者进行心理疏导和安慰,加强患者心理建设以外,更要注重追求更好的治疗方案。手术结合中医药治疗的针对性应用能够有效缓解术后疼痛、水肿、感染等多种常见并发症,还具有促进创面愈合、缩短愈合时间、提高总体治愈率、降低术后复发率等优势。

早在《医学源流论》中就有"外科之法,最重外治"的说法。手术被视为该病的首选治疗方法,局部的开放性创伤是不可避免的,加之肛门解剖位置特殊,术后容易出现局部创面感染、引流不畅等,故该病患者术后愈合时间普遍较长。术后应用中医外治法可对创面起到直接治疗作用,能促进创面修复,缩短愈合时间,从而实现进一步提高手术治疗效果的目标。术后换药早期应用化腐生肌散以促进瘘管壁及坏死组织脱落,后期应用生肌玉红膏以活血去腐、解毒镇痛。中医外治法可以在创面的局部治疗中起到迅速、明显的治疗效果,对于促进该病术后创面的修复、愈合具有积极的临床意义,有利于保证手术效果,进而提高该病的治愈率,减少术后后遗症的发生,减轻患者痛苦。此外,中医外治法还具有给药方便、操作简单、疗效确切、起效快速、避免肝脏首过效应、不良反应小等优点。对于不宜或不愿采用口服药物治疗的患者而言,中医外治法是非常重要的补充治疗手段。

该病术后创面的一系列变化虽然都发生在局部,但其发生、发展以及转归结局均与个体的脏腑功能有着密切联系。早在《素问·生气通天论》中已有论述:"营气不从,逆于肉理,乃生痈肿。"中医认为,该病多因外感六淫或饮食不节,内郁湿热火毒,邪毒壅积皮肤之间,营卫不和,热盛肉腐,化脓成瘘。正如汪机《外科理例》所载:"外科必本于内,知乎内,以求乎外,其如视诸掌乎。"化脓性汗腺炎实际上是一种全身性疾病,术后内服扶正祛邪汤药,以中医内治法为治本之法,可达到减少该病复发的目的。中医在外科疾病的内治法中确立了消法、托法、补法三大治疗原则。该病处于邪盛正实的发展阶段时,处方用药"以消为贵",主要以清热解毒类中药为主,常用方剂有仙方活命饮、五味消毒饮等;也有学者认为,贯穿该病始终的主要病理因素为肺经热毒,治疗上应将辨病和辨证结合,给予术后患者中药汤剂口服,处方用药以连翘、白花蛇舌草、紫花地丁等清热解毒之品为主,配合活血化瘀之丹参、莪术,消痈排脓之败酱草等,对于肛周及全身多处患有化脓性汗腺炎的患者,用药后减少发作次数以及缩小病灶范围的效果明显。疮形已成,脓毒内蕴,而腐肉难脱者,治疗上加补益气血和透脓之品,以扶助正气、托毒外出,促使脓出毒泄,肿消痛减,以防脓毒旁窜深溃。该病内治法的确立,还应兼顾外科疾病固有的、不同的发生发展阶段。罹患该病而久治未愈的患者,多由饮食不节、情志失调等因素导致脏腑功能失调,湿热蕴结成毒,日久入络所致,总属本虚标实,宜给予清热凉血解毒、软坚散结托毒之品。

对于多次复发且原病灶组织结构已不能承受手术的肛周化脓性汗腺炎患者，以及年老体虚或因患有其他疾病而不宜进行手术治疗者，或因患者惧怕、拒绝手术时，可考虑选择保守治疗。对于无法通过手术治疗的患者，初期给予龙胆泻肝汤配合紫花地丁、金银花等清热解毒之品，清利肝胆湿热；后期湿热大势已衰，清热解毒、苦燥利湿之品应视病情减量应用，以防苦寒伤阴。龙胆泻肝汤加减处方中苦寒之品较多，易伤脾胃，故宜中病即止，不可过剂，或通过辨证酌情增加健脾养胃和补益气血等扶正药物，以促进疮口愈合；同时给予中药汤剂熏洗局部，以取标本兼治之效。该病日久不愈，会给患者带来较大心理负担，故治疗的同时还应对患者进行心理疏导。抗病能力较差的患者，由于正气虚而不能胜邪，致使热毒壅滞不散，久则热胜肉腐。我们通过多年临床观察证实，每日以生肌膏换药，既能取得良好的治疗效果，又无明显副作用，具有明显的消肿、止痛、止血、生肌作用。从现代药理学角度而言，生肌膏具有迅速渗入、促使脓液等分泌物引流排出以及坏死组织脱落、营养局部并促进局部血液循环的作用，并可改善创面残余组织的微循环，从而加快脓腔闭合，缩短愈合周期，是保守治疗肛周化脓性汗腺炎的理想中药外用制剂。

越来越多的临床实践表明，采取外科手术彻底清除病灶并联合术后中医药治疗的临床方案（术后早期给予中药内服、外用，可减少疼痛等术后不良反应，并能巩固手术疗效、促进术后创面愈合，达到标本兼顾的治疗效果），是目前治疗肛周化脓性汗腺炎的理想治疗方案。该病术后配合中医药治疗，可以将整体作为出发点，辨证施治，减轻患者痛苦，并缩短术后恢复期，全面提高总体疗效。尽管临床上抗生素的应用是外科手术中控制感染不可或缺的重要治疗方法（通过合理选择抗生素的种类，与手术治疗配合使用，可以达到局部抗感染的效果，并且可以预防术后可能发生或进一步发展的感染），但在使用抗生素治疗感染性疾病的实际过程中，也带来了一系列问题，如患者机体原有的正常菌群可能被破坏，药品本身的毒副作用或患者过敏反应会给患者增加额外的痛苦，而抗生素的广泛使用增强了细菌耐药性，进而增强了患者的易感性，从而延长该病的治疗时间并加重患者的经济负担等。中医虽无"抗菌"概念，但在该病的术后治疗阶段应用传统中医理论以及发展至今的各种中医特色护理技术和治疗方法，可以改善多种术后不良反应以及减少术后并发症的发生，具有安全性高、临床效果显著、经济负担小、毒副作用较少、操作便捷等优点,从而降低术后并发症的发生率及复发率,加速患者术后康复进程,具有较高的临床应用价值。随着相关研究的不断深入,中医药疗法在肛周化脓性汗腺炎治疗方面的应用前景将越来越广阔,其中的中医外治法具有起效快、局部效果明显、安全性高及不良反应少等特点。在临床实践中,以手术为主,协同中医药治疗的综合方案常表现出强大的优势,可在临床上推广。然而,目前对于中医药治疗该病的研究仍有亟待解决和改进之处。尽管应用中医药治疗该病的处方用药及具体途径较多,且其临床应用及研究也常可达到令人满意的效果,但在今后的研究中,临床医师应针对新的疑惑、困惑进一步给予探索,继续开展大样本、多中心临床研究,进一步总结肛周化脓性汗腺炎的中医证型和不同阶段的特点,不断完善中医药相关理论体系,为治疗该病提供越来越好的方案。

化脓性汗腺炎(二)

姓名:佘某　**性别:**☑男　□女　**出生年月:**1982-07-12　**民族:**汉族
文化程度:小学　**婚姻状况:**☑已婚　□未婚
初诊时间:2014-10-21

主诉:臀部反复溃破流脓年余,加重1个月。

现病史:1年前无明显诱因发现臀部有肿块,伴胀痛不适,数日后肿块自行溃破流脓后胀痛缓解,因上学原因未至医疗机构治疗,自行口服用药(具体不详)、外用膏药(具体不详),未明显好转。半月前在当地县级医院诊断为"肛瘘",未治疗。现为进一步诊治来我院,门诊以"化脓性汗腺炎"收入院。

现症见:精神尚可,纳寐正常,大便每日1次、质软成形,小便调,臀部肿块破溃流脓,伴分泌物流出。

既往史(过敏史):否认冠心病、高血压、糖尿病、高脂血症、中风、痛风、青光眼等病史,否认肺结核、肝炎等传染病病史,否认外伤、输血史,否认手术史,否认药物、食物过敏史。

辅助检查:全血细胞分析+C反应蛋白(CRP)示平均红细胞血红蛋白含量(MCH)32.8pg,单核细胞百分率计数(MONO%)9.1%;生化全项示载脂蛋白B(ApoB)0.45g/L,AST/ALT 1.49,间接胆红素(IBil)47.5μmol/L,直接胆红素(DBil)11.8μmol/L,A/G 2.5,实际碳酸氢根(HCO$_3^-$)29.4mmol/L,球蛋白(GLB)20.0g/L,总胆红素(TBil)59.3μmol/L;血型鉴定示 ABO 血型 B 型,Rh(D)阳性。

专科检查:(膀胱截石位)肛门外观正常,指诊及镜检均未见异常。臀部截石位 2 点、3 点、7 点、8 点分别可见一突起,2 点位距肛缘约 3cm,3 点、8 点位距肛缘约 5cm,7 点位距肛缘约 15cm,各点按之均有脓性分泌物流出,用探针由 3 点位探入,可沿瘘管由 7 点位探出,其余各点不相连通。各瘘管不与肛门相通。

辨病辨证依据:患者男性,32 岁,主症为两侧臀部反复溃破流脓,病属中医"臀痈"范畴。缘于患者平素喜食辛辣之品,损伤脾胃,湿热内生;湿热下注肛周,蕴结成毒,腐肉成脓,日久而成"痈"。舌质红,舌苔黄腻,脉弦滑,皆属湿热蕴结之象。此病病性属实,病位在臀部。

鉴别诊断:

1. 肛旁疖肿　肛旁疖肿为化脓性细菌感染所致,表现为皮肤鲜红灼热,中心有一小白头,肿块表浅,易溃易敛,自溃后不会形成肛瘘。

2. 骶前畸胎瘤　骶前畸胎瘤的特点是直肠后肿块光滑,无明显压痛,有囊性感及分叶;X 线检查可见骶骨前有肿物将直肠推向前方或一侧,可见散在牙齿等钙化阴影。

3. 克罗恩病　克罗恩病发生肛门脓肿者约占 20%。肛门常常有不典型的肛裂和瘘道,局部肿块无明显疼痛,伴有腹泻、黏液血便、腹胀腹痛、体重减轻、低热、贫血等全身症状。

4. 肛周粉瘤及囊肿　未感染前皮肤原有皮色不变,为柔软不痛之肿块;感染后,局部才出现红肿热痛症状,肿块破溃或切除后易愈合。

5. 骶尾部毛囊炎　好发于尾骨及肛门周围,有的破溃流脓,常见病灶中心有毛发,窦道表浅,与肛门不相通。

6. 骶尾部结核性脓肿　患者多有结核病病史,病程较长;X 线摄片和窦道造影可见骨质破坏;脓液培养可发现结核杆菌。

初步诊断:

中医诊断:臀痈(湿热蕴结)。

西医诊断:化脓性汗腺炎。

诊疗计划:

1. 二级护理,普食。

2. 完善各项检查,择期手术。

3. 术后予消肿止痛汤熏洗,以清热除湿,消肿止痛。

4. 外用化腐生肌药,促进伤口愈合。

5. 适寒温,调情志,节饮食。

治法: 手术治疗为主,辅以中药熏洗、抗感染治疗。具体手术方法如下:

1. 患者取右侧卧位,术区皮肤用碘伏消毒后,铺无菌巾。

2. 麻醉满意后,将探针自皮肤溃破口探入,可见溃口之间皮下以瘘管贯通,有多量分泌物。

3. 沿探针依次将皮下瘘管全部切开,将瘘管内的坏死组织彻底清除,并切除瘘管送病理科。修剪创缘,充分止血。

4. 瘘管开放引流。予凡士林纱条填塞切口,用纱布做塔形包扎,用宽胶布固定。术毕。

5. 术程顺利,术中患者出血量约为 50ml,术后由平车送返病房。

按语: 化脓性汗腺炎的致病菌主要为金黄色葡萄球菌。本病临床表现为肛周、会阴部及臀部反复出现疖肿,溃破或切开后形成窦道和瘘管,反复发作,甚至相互连通而形成"桥形瘢痕"。化脓性汗腺炎初期以保守治疗和控制感染为主,如病变日久,反复发作形成皮内窦道和瘘管及瘢痕时,应选择手术治疗。采用切开术,手术时应让病变的窦道及空腔完全暴露,修剪两侧边缘至正常组织,尽量保存皮岛,以利切口愈合。

【点评】

肛周化脓性汗腺炎是一种真皮深层的皮肤病变,通常由于肛周组织感染细菌后,细菌侵入毛囊、汗腺、导管等部位,大量释放毒素,引起腺管水肿、发炎、阻塞、化脓,并且病变向皮下组织扩散、蔓延,形成脓肿,导致窦道相通,周围组织反复感染。肛周化脓性汗腺炎的发病与细菌感染、局部潮湿、激素失衡、免疫反应、炎症、肥胖、吸烟、胚胎发育不良等因素有关,好发于患有痤疮、肥胖症、糖尿病以及吸烟的青壮年人群。本病易反复发作,具有一定的恶变倾向,尽早诊治对改善预后具有积极意义。外科手术是首选治疗方式,其中顶端切除外置术可保留病灶瘘道基底部,使基底残存的深部腺体、毛囊向周围生长,有助于缩小创面及覆盖暴露的皮下脂肪组织,有利于创面愈合,但仍存在创面愈合缓慢、易反复感染等不足。中医学认为,肛周化脓性汗腺炎的根本病机为湿热下注。本病多因气血亏虚,湿热浸渍下注,肛周蕴结不散,或心脾两虚,痰湿内生,蕴结于肛周等,或患者先天禀赋不足,或过食肥甘厚味、辛香燥热之品,导致脾胃失调,水谷运化失职,精微不化,反酿成湿热,蕴结于肛周,或外感虫毒邪恶之邪,导致气血经络损伤而发。湿、热为本病的主要病理因素,中医治疗原则当以清热利湿为主。可以选用金银花、蒲公英、黄柏清热燥湿、消肿解毒,以治其本;黄芩、黄连、苍术清热燥湿、解毒泻火、健脾;地榆、白芷、侧柏叶凉血止血、祛湿消肿、杀虫止痛、止痒;五倍子、玄明粉收敛固涩、解毒软坚、散结泄实;枳壳宽中行气、消肿行滞。中药熏洗坐浴能使药物有效成分透过皮肤组织,促使局部肉芽组织吸收,提高消炎、抗菌、消肿、镇痛的作用,以促进创面愈合,故联合清热祛湿类中药熏洗坐浴治疗可以明显提高患者治愈率,而且治疗后的疼痛程度、疼痛水肿的消失时间、创面愈合时间均明显改善。

藏 毛 窦

姓名:栾某　　**性别**:☑男　□女　　**出生年月**:1970-05-06　　**民族**:汉族

文化程度:大专　　**婚姻状况**:☑已婚　□未婚

初诊时间:2014-10-28

主诉:骶尾部疼痛伴间歇性流脓血水20天。

现病史:患者自诉20天前无明显诱因自感骶尾部起一包块,局部胀痛不适,当时未重视。数日后,肿块自行破溃,流出少许脓血性液体后,疼痛稍减轻。此后,肿块渐缩小为一硬结,局部疼痛,并且时有脓血水流出。今为求系统治疗来我院,经门诊以"藏毛窦"收入院。

现症见:骶尾部疼痛,时有脓血水流出,精神尚可,纳寐正常,大便每日1次、质软成形,小便调。

既往史(过敏史):8年前患肺结核,现已治愈。14年前行阑尾切除术。否认冠心病、高血压、糖尿病、高脂血症、中风、痛风、青光眼等病史,否认肝炎等传染病病史,否认外伤、输血史,否认药物、食物过敏史。

中医望、闻、切诊:神色自如,形态良好、自如,语声轻,气息平,舌红,苔黄腻,脉弦滑。

专科检查:(膀胱截石位)①视诊:骶尾部6点位,距肛门约4cm处可见一凹陷。②指诊:骶尾部可触及一凹陷性硬结,局部疼痛,压之有少许脓血性液体流出,未触及明显硬结向肛内延伸。

辅助检查:暂无。

辨病辨证依据:患者为中年男性,主症为骶尾部疼痛伴间歇性流脓血水 20 天,病属中医"肛漏"范畴。患者平素嗜食辛辣肥甘之品,致湿热之邪内蕴,湿热下注,热毒蕴结,化腐成脓,而成本病。舌红,苔黄腻,脉弦滑,均为湿热之象。综观脉症,患者病位在肛门直肠,病性属实,证属湿热蕴结。

类证鉴别:

(1) 湿热下注:湿为阴邪,性重浊、黏滞,易遏伤阳气,阻碍气机。湿性下注,下先受之,故肛肠疾病以湿邪为患最为常见;湿邪下注大肠,则阻碍大肠气机,致使气血不畅,络脉瘀阻,气血搏结;湿积日久化热,湿热下注,蕴结肛门,肉腐血败,而成痈、瘘、痔。舌红,苔黄腻,脉弦滑。

(2) 火毒蕴结:由湿热下注肛门而成。气机不畅,气滞血瘀,火毒壅滞,则肛门肿痛、持续加重;邪热伤津,津液耗伤,阴不足以济阳,则大便秘结;热移膀胱,则溲赤。以肛门周围肿痛、持续加重,恶寒、发热,便秘、溲赤,舌红,苔黄,脉数为辨证要点。

(3) 热毒炽盛:气血壅滞不通,则肛门持续疼痛;湿热蕴阻肛门,热盛肉腐,蒸酿成脓,则痛如鸡啄,夜寐不安。邪热伤津,则口干便秘,小便困难。舌红,苔黄,脉弦。

(4) 阴虚毒恋:病久正气已虚,复加外邪未解,郁久化热,则肛门肿痛,溃后难敛,潮热盗汗。舌红,少苔,脉细数,均为阴液虚亏所致。

西医诊断依据:

1. 骶尾部疼痛伴间歇性流脓血水 20 天。

2. 查体 (膀胱截石位)视诊:骶尾部 6 点位,距肛门约 4cm 处可见一凹陷。指诊:骶尾部可触及一凹陷性硬结,局部疼痛,压之有少许脓血性液体流出,未触及明显硬结向肛内延伸。

鉴别诊断:

1. **化脓性汗腺炎** 病变在皮肤及皮下组织,病变范围广泛,可有无数窦道开口,呈结节状或弥漫性,但窦道均浅,不与直肠相通,切开窦道后无脓腔和瘘管。

2. **骶尾部瘘** 因臀部损伤,毛囊感染,在骶尾部发生脓肿而形成的瘘。瘘口常常在骶尾骨两侧,瘘道在骶尾筋膜深部和皮下组织之间蔓延扩散,无内口。

3. **骶尾部畸胎瘤** 多在青壮年时期发病,破溃于肛门后部,外口似肛瘘外口,但无内口;瘤内有时可见牙齿、骨片、毛发;瘘道在直肠与骶骨之间垂直走行。碘油造影可见与直肠不相通的、呈蜂房状的囊腔或有钙化点的阴影。

4. 骶尾部骨结核 常在肛门后破溃,流脓稀薄,瘘道较深,通向直肠后间隙,伴消瘦、低热、盗汗等症状。X线片可见骨质破坏。

初步诊断:

中医诊断:窦道(湿热蕴结)。

西医诊断:藏毛窦。

诊疗计划:

1. 二级护理,普食。

2. 完善各项检查,择期手术。

3. 术后予消肿止痛汤熏洗,清热除湿,消肿止痛。

4. 外用化腐生肌药,促进伤口愈合。

5. 适寒温,调情志,节饮食。

治法:以手术为主,辅以中药熏洗、抗感染治疗。具体手术方法如下:

1. 腰麻成功后,患者取折刀位,术区皮肤用碘伏消毒后,铺无菌巾。

2. 在6点位肛缘外远端外口处将探针探入,沿探针逐层切开,清除病灶底部腐烂组织,搔扒窦道,切除致密瘢痕组织,暴露正常结缔组织。同法探查7点位外口,将探针探入后发现与6点位打开病灶相通,遂打开相通窦道,适度扩创、清创,保持局部引流通畅,搔扒窦道。修剪创缘,并充分止血。

3. 检查无活动性出血后,予生物止血海绵、凡士林纱条填塞切口,用纱布做塔形包扎,用宽胶布固定。

4. 术程顺利,术中出血量约为10ml。患者未诉特殊不适。术后由平车送返病房。

按语:藏毛窦和藏毛囊肿统称藏毛疾病,是发生于骶尾部臀间裂处软组织内的一种慢性窦道或囊肿,内藏毛发是其特征。临床表现为骶尾部反复脓肿形成,破溃后形成慢性窦道,经久不愈。本病较为少见。藏毛窦术后易发生感染、复发,复发的原因与窦内组织切除不完全有关;对于范围较大的病灶,虽然通过手术可彻底清除病灶组织,但是由于创面过大,切口缝合时留有死腔,皮肤张力过大导致局部缺血或切口裂开,均可继发感染,延迟愈合。因此,病灶切除的彻底性及创面闭合方法的合理性是防止术后复发的关键。本例患者采用了切开引流搔刮术,术后每日换药,配合中药熏洗、红外线治疗等疗法后,达到了一期愈合。

【点评】

藏毛窦是一种好发于骶尾部皮肤及皮下组织的炎症性疾病,好发于青年(15~30岁),发病率为26/10万,男性发病率为女性的2倍。藏毛窦的发病因素复杂多样,包括过多体毛、臀沟深度、久坐不动、家族史、不良卫生习惯、穿紧身衣和高体重指数等。本病的病因尚未明晰,主要由先天胚胎发育神经管尾部退化和后天局部创伤所致。藏毛窦可无任何临床体征,部分仅表现为骶尾部轻微凸起,局部皮肤增厚、变硬,亦可表现为骶尾部反复脓肿,或慢性脓腔,局部伴液体溢出;急性期会出现红肿、疼痛,可触及波动感,若引流不畅会引起发热和其他不适。骶尾部藏毛窦常伴复发性感染、脓肿形成、蜂窝织炎和瘘管,可严重影响患者生活质量。

手术是治疗本病的主要方法。目前,针对藏毛窦的手术治疗方法主要有以下几种:

1. 切开引流搔刮术 急性期脓肿发作时,要及时有效地实施切开引流搔刮术。此术式的优势在于操作简单,手术时间短,引流通畅,可以短时间内解除患者痛苦;劣势在于治愈率较低,复发率高,需再次甚至多次手术治疗,而多次切开引流会导致骶尾部脓肿反复发作,瘢痕组织形成,病变范围扩大,窦道数量增多,使手术根治的难度增加。

2. 藏毛窦切除一期缝合术

(1)中线缝合技术:是指在骶尾部包块下方外口注射亚甲蓝溶液,自上而下采取长圆切口切开皮肤,然后用电刀完整切除蓝染组织(底部达骶筋膜,下方至尾骨尖),用无菌液体敷料喷撒残腔,用丝线于中线处行全层垂直褥式缝合,加压包扎。此术式的优势在于操作简便,对部分患者疗效满意;劣势在于术后伤口易裂开,复发率较高,如果存在活动性感染和急性脓肿,行藏毛窦切除术反而会降低伤口愈合率。此术式有一定的临床应用价值,但还需视情况慎重选用。

(2)偏中线缝合技术:是目前临床治疗藏毛窦的主流手术方式,包括Limberg皮瓣技术、Karydakis皮瓣技术、Bascom臀沟抬高技术、"Z"形皮瓣技术、"V-Y"皮瓣技术,以及这些技术的改良术式。此类手术的关键点在于合理设计皮瓣大小,避免皮瓣牵拉、张力过大引起臀中线移位,造成患者术后行走姿势改变。所有皮瓣技术的复发率受到手术操作、术式选择、患者病情等因素影响,因此复发率差异较大。在上述众多手术方法中,目前尚无证据提示某一种皮瓣转移技术较其他具有明显优越性,但Limberg皮瓣推移术和Karydakis皮瓣推移术的推荐较为广泛。偏中线缝合技术疗效确切、并发症发生率低,复发率低,但存在操作难度大、损伤大、住院时间较长和恢复正常工作学习时间长等缺点。① Limberg皮瓣技术:改良Limberg皮瓣转移成形术根据病变位置及大小确定菱形切除范围,底部需偏离臀沟中线2cm,将骶尾部全部病灶和中线处皮肤小凹等病变范围全部切除,只需将病灶整块切除,切除深度为到达骶骨筋膜,不需要到达骨膜。将设置好的皮瓣提起和旋转,覆盖在皮肤缺损处,然后逐层缝合切口,在皮瓣下放置负压引流管并用弹力腹带包扎切口。改良Limberg皮瓣转移成形术将手术切口向非供血区移动,选取的皮瓣离病变位置较近,可保证皮瓣的血供,有利于降低皮瓣的坏死率,且皮瓣结构合理,又通过皮下组织间断缝合,减轻了缝合张力,降低了术后并发症的发生率。此术式的优势在于疗效确切,切口一期愈合率高,切口愈合和住院时间短,疼痛较轻,并发症发生率低,复发率较低(有文献报道,Limberg皮瓣转移成形术的术后复发率为0~5%);劣势在于,此术式损伤较大,手术方式复杂、不易掌握,如果皮瓣设计不合理,术后容易导致切口裂开及皮瓣坏死,临床疗效因术者而异。临床上,Limberg皮瓣转移成形术可与封闭式负压引流术配合应用。行Limberg皮瓣转移成形术,缝合切口后,采用真空负压封闭引流;依据创面大小裁剪适宜形状的辅料,腔隙内及创面均需覆盖,再用透明贴膜进行密封,接负压装置,负压调至100~300mmHg。观察薄膜下无积液,海绵块塌陷,则负压有效。真空负压封闭引流在Limberg皮瓣转移成形术中应用,可减轻患者术后疼痛,促进愈合。② Karydakis皮瓣技术:改良Karydakis皮瓣成形术可斜形完整切除病灶病变组织,仔细清理后,移动皮瓣至对侧,侧方缝合。根据患者病灶位置,在偏离臀沟中线2~3cm处取椭圆形切口,切除范围包括骶尾部全部病灶及皮肤小凹,操作过程中无须切除正常组织,深度需达骨膜,冲洗后放置引流管,缝合切口。因对病灶切除更彻底,本术式可有效降低复发率,提高远期疗效。同时,本术式在病灶周围取椭圆形切口,可有效缩小创口面积,并在游离皮瓣时只需覆盖创面即可,有利于减少手术出血量,并缩短切口愈合时间。劣势在于术后患者疼痛较为剧烈。③ Bascom臀沟抬高技术:Bascom臀沟抬高术是一种侵入性较小的技术。先将两侧臀部向中线挤压,标记出两侧皮肤接触缘,然后用宽胶布将双臀向外侧牵拉,完全暴露病灶及臀沟,确定病灶范围后行椭圆形切口,切除病变皮肤及窦道,切口底角偏离臀中 1~2cm,再沿皮下 0.5~0.7cm 脂肪层游离健康侧皮瓣至可以无张力缝合,一般游离不超过术前标记线。最后,间断缝合脂肪层,消灭死腔,抬高臀沟,在皮下放置引流管。Bascom 臀沟抬高术的优势在于创伤小、愈合快,操作相对简单,易于掌握,术后瘢痕较小,且术后并发症较少(主要为切口裂开或皮下积液,但在早期发现后,将创面适当敞开换药,切口一般都能自行愈合)。一项前瞻性分析 218 例接受 Bascom 手术的藏毛窦患者的研究数据显示,84% 的患者在手术过程中只接受了局部麻醉,大多数患者在 2 天内恢复正常活动,并在 2 周内恢复工作。此术式的劣势在于,不适用于骶尾部病灶范围较大的患者,因为臀沟抬高术后可能会影响臀部美观,对患者的心理产生不利影响。术后需密切关注是否出现皮下积血,以防切口情况进一步恶化。Bascom 臀沟抬高术适用于初诊或病变范围较小的复发性藏毛窦。④其他皮瓣技术:如"V-Y"皮瓣技术和"Z"形皮瓣技术,治疗藏毛窦有一定疗效;适用于病变相对局限的藏毛窦患者,虽有一定的并发症,但只要操作规范,疗效也比较满意。

总之,无论何种手术方式,都需要术者在术前对患者进行充分评估,并依据评估结果,选择合适的手术方式。手术治疗的目的是治愈疾病,减少复发,减轻患者痛苦。

直肠绒毛状腺瘤

姓名:焦某　**性别:**□男　☑女　**出生年月:**1952-07-12　**民族:**汉族
文化程度:小学　**职业:**无　**婚姻状况:**☑已婚　□未婚
初诊时间:2021-06-21
主诉:黏液便 8 年,加重伴肿物脱出 20 天。

现病史:患者诉 8 年前无明显诱因出现便时夹杂无色透明黏冻状液体,5~6 次/d,伴肛门坠胀,无便血及肿物脱出。此后上症持续发作,症状时轻时重,无腹痛等症,故一直未予医治。近 20 天来,肛门坠胀,有里急后重感,黏液中出现暗红色血液,大便 6~8 次/d,无腹痛、发热等症。便时有物自肛内脱出,需手推回纳。为求诊治,今日以"直肠占位病变"收入院。

现症见:黏液血便、6~8 次/d,肛门坠胀,里急后重,可见大量无色黏冻状液体、不与大便相杂,可见暗红色血液、量不多,脱出肿物需手推回纳肛内,纳可,寐安,无进行性消瘦及恶寒发热、疼痛等症。

既往史(过敏史):否认冠心病、高血压、糖尿病、高脂血症、中风、痛风、青光眼等病史,否认肺结核、肝炎等传染病病史,否认外伤、输血史,否认手术史,否认药物、食物过敏史。

专科检查:肛门居中,无畸形。肛门镜下:肛缘上 1.5~8cm 可见不规则肿物,质脆,表面呈绒毛状,广基,分布于直肠右前侧壁,肠腔内可见大量无色透明黏冻样液体、约 80ml,黏膜显示不清。乙状结肠镜下:乙状结肠、直肠上段黏膜光滑平整,色泽正常,距肛缘 2~10cm 直肠右前壁可见绒毛状鲜红色肿物,广基约 6cm×8cm。

辅助检查:

尿常规:白细胞 1~2 个 /HP。

凝血常规:凝血酶原时间(PT)14.6s,活化部分凝血活酶时间(APTT)29.7s,凝血酶时间(TT)11.8s。

血常规:红细胞计数(RBC)4.6×10^{12}/L,血红蛋白(HGB)125g/L,血小板计数(PLT)159×10^9/L,白细胞计数(WBC)5.0×10^9/L,中性粒细胞百分数(GRA%)41.4%。

肝肾功能:总蛋白(TP)63.1g/L,葡萄糖 4.56mmol/L,免疫球蛋白(Ig)6.10g/L。

肿瘤五项:甲胎蛋白(AFP)4.45μg/L,糖类抗原 19-9(CA19-9)10.07kU/L。

病理回报:直肠绒毛状腺瘤。

彩超:子宫后方探及一混合回声团,大小约 112mm×91mm×60mm。

辨病辨证依据:患者主症为黏液便 8 年,加重伴肿物脱出 20 天,病属中医"肠蕈"范畴。气血、痰湿瘀阻,下迫大肠,经络阻滞,瘀浊气凝而成本病。

鉴别诊断:

1. 直肠癌 直肠癌主要以便血、便细、大便频数为主要表现,直肠指检加活检可确诊。

2. 直肠、结肠脂肪瘤 以腹痛、便血、大便习惯改变,肠梗阻,肠套叠为主要表现。X 线钡灌肠检查可见脂肪瘤造成的充盈缺损很不稳定,随着外压变化或排空而改变其形态,其他肿瘤均无此特点。

3. 平滑肌肉瘤 发生于直肠、结肠的平滑肌肉瘤可表现为便血、贫血、疼痛、肿块或肠梗阻,缺乏特异性诊断。

初步诊断：

中医诊断：肠蕈（痰湿瘀结）。

西医诊断：直肠绒毛状腺瘤。

诊疗计划：

1. 二级护理，普食。

2. 完善各项检查，择期手术。

3. 术后予消肿止痛汤熏洗，清热除湿，消肿止痛。

4. 外用化腐生肌药，促进伤口愈合。

5. 适寒温，调情志，节饮食。

治法：以手术为主，辅以中药熏洗、预防感染治疗。具体手术方法如下：

患者取膀胱截石位，待麻醉效果满意后，用 0.5% 碘伏棉球对肛周、会阴部进行消毒，铺无菌洞巾，开始手术。麻醉状态下，腺瘤远端位于肛缘处，故自腺瘤边缘给予黏膜下注射 1：20 万盐酸肾上腺素溶液使黏膜层与肌层分离。用电刀自腺瘤远端开始向近端剥离。远端腺瘤围绕肛管约 2/3 圈，用电刀剥离。向近端逐步缩小，由右前壁向肛内延伸，至肛缘上约 4cm，手术视野暴露困难，故将腺瘤自肛内掏出，即可见约 10cm×8cm×6cm 大肿物。可触及腺瘤近端基底部位于肛缘上 8cm。腺瘤暴露清楚后，自边缘注射盐水后，用电刀剥离腺瘤组织，边切边止血。通过仔细检查可知，未伤及肌层，未造成直肠阴道瘘。切口面积约 8cm×10cm，创缘无明显渗血。将止血纱布压于创面上，防止出血。用凡士林纱布、叠形纱布加压包扎，安返病房。

按语：直肠绒毛状腺瘤属于新生物性息肉，即腺瘤性息肉。结直肠息肉是指直肠黏膜上的突起，分为新生物性和非生物性两大类。一般资料报道，> 2.0cm（直径）的绒毛状腺瘤恶变率是 50%。息肉越大，恶变率越高，尤以绒毛状腺瘤容易恶变。这种巨大腺瘤在全国均属罕见。将切除的组织送病理科做病理检查，结果回报示直肠绒毛状腺瘤，轻 - 中度不典型增生。

【点评】

本例患者，诊断明确，治疗方案合适，唯有手术操作有一定难度。

手术难度在于：①视野暴露问题：绒毛体脆性大，钳夹困难，很易撕脱。在手术过程中，先从腺瘤边缘用 7 号丝线固定腺体，牵拉操作。至肛缘上 4cm 时，显露不清，需从肛内掏出而使边缘清晰，以便操作。②术中出血问题:直肠黏膜下血运丰富,极易出血。注射盐酸肾上腺素溶液后,一方面能较好止血,另一方面便于分离肌层与黏膜。电刀的应用可进一步减少出血机会。术中采用钝性剥离,较少锐性切除,以减少出血可能。所以,术前应考虑是否有备血的必要。③肛管直肠的损伤:巨大腺瘤在术中可能证实与肌层粘连,致使无法剥离或剥离过程中损伤过大而发生肠瘘、直肠阴道瘘。所以,术中逐层钝性分离黏膜组织,可较好地防止肌层的损伤。④解决彻底切除与较少创面的问题:腺瘤多广基,为了防止复发,理论上应扩大切除范围(1.0cm),但是这样会导致黏膜组织损伤太大,进而出现肛管直肠的狭窄;黏膜爬行不良,形成溃疡;以及术后肛门感觉降低,出现溢液或便秘。针对这一矛盾,可以采用从腺瘤边缘开始切除的方法。

术后处理的难度:①尽可能减少并发症。②控便时间的选择:一般黏膜修复时间为 3 天左右,禁食水能较好地控便 5 天。术后第 4 天开始给予抗生素保留灌肠以防止感染,所以第 5 天才开始排便。③肛门功能的判定:大范围的切除,且位置在肛缘处,肛管皮肤损伤较多者,术后第 4 天起,应小心扩肛,防止肛管狭窄。④病理检查结果的预计:考虑巨大腺瘤恶变程度较高,术前根据患者及家属的意愿在不能完全切除的情况下可以保留,只要保留住肛门就行。

低位直肠腺瘤局部切除既可以达到根治的目的,又能保留正常的排便功能,提高生存质量。

高位复杂性肛瘘(一)

姓名:张某　**性别:**□男　☑女　**出生年月:**1942-04-12　**民族:**汉族
文化程度:小学　**婚姻状况:**☑已婚　□未婚
初诊时间:2015-11-01
主诉:肛旁肿痛破溃伴分泌物流出 3 个月余。
现病史:3 个月前,患者无明显诱因出现肛旁肿痛,无发热,自行破溃后流出脓血性分泌物,未见便时带血,就诊于当地医院并行肛瘘切除术,术后切口未愈合,反复见分泌物流出。今为求系统治疗,由门诊以"肛瘘"收入我科。
现症见:肛旁肿痛破溃,伴分泌物流出,无发热,未见便时带血,大便每日 1 次、质软成形,纳可眠安,小便调。

既往史(过敏史)： 否认肺结核、肝炎等传染病病史，否认冠心病、高血压、糖尿病、高脂血症、中风、痛风、青光眼等病史，无手术史，否认药物、食物过敏史。

辅助检查： 盆腔磁共振成像(MRI)示肛管周围脓肿合并复杂性肛瘘形成；骶管囊肿。

专科情况：(膀胱截石位)①视诊：肛缘 7 点处可见一长约 3cm 切口，按压可见少量分泌物从近端流出。②指诊：肛门括约肌功能正常，沿 7 点处外口向上至 7 点齿线上可扪及条索状物，7 点齿线处可触及一硬结，压痛明显。③镜检：因痛未查。

辨证分析： 患者为老年女性，因"肛旁肿痛破溃伴分泌物流出 3 个月余"入院，现肛旁肿痛破溃，伴分泌物流出，无发热，未见便时带血，大便每日 1 次、质软成形，纳可眠安，小便调。综观四诊，此病属中医"漏"范畴。湿热下注肛周，蕴结成毒，腐肉成脓，日久而成"漏"。舌质红，舌苔黄腻，脉弦滑，皆属湿热之象。四诊合参，证属湿热下注，病性属实，病位在肛周。预后一般。

中医诊断： 肛瘘(湿热下注)。

西医诊断： 高位复杂性肛瘘。

治法： 以手术为主，辅以中药熏洗、抗感染治疗。具体手术方法如下：

麻醉满意后，用碘伏对肛管及直肠下段进行消毒，指法扩肛，做进一步检查。①视诊：肛缘 7 点处可见一长约 3cm 切口，按压可见少量分泌物从近端流出。3 点位肛缘可见皮赘隆起。②指诊：肛门括约肌功能正常，沿 7 点处外口向上至 7 点齿线上可扪及条索状物，7 点齿线处可触及一硬结，压痛明显。

于肛缘 7 点位外口处插入探针，自齿线处内口引出，切开瘘管，结扎内口两侧黏膜，剪除部分周围皮瓣并扩大引流，充分止血。探及瘘管向上至直肠后部，形成腔隙，用刮匙搔刮清创，从腔隙顶端挂橡皮筋至齿线处，包裹部分肛管直肠环，然后采取紧挂线方法，扩创使主创口引流通畅。从 7 点位齿线处向 3 点位肛缘可探及窦道，且在 3 点位肛缘形成腔隙，故做一放射状切口，用刮匙搔刮清创，并充分止血。用明胶海绵、凡士林纱条填塞切口，用纱布做塔形包扎，用宽胶布固定。

按语： 本案是 1 例复发型高位复杂性肛瘘患者，初次手术时，因术者辨识不清，未准确识别截石位 7 点处的原发病灶，导致术后再次复发。对于高位复杂性肛瘘,通常手术治疗以挂线疗法为主,但是高位复杂性肛瘘复发患者,术前一定要完善影像学检查,明确瘘管走行和肛门括约肌的关系,以此为依据,进行精准手术,方能达到治愈目的。此例患者行盆腔 MRI 检查后,发现直肠后间隙感染灶,这是疾病的原发感染源头,且感染灶紧贴直肠后壁,因此术中用刮匙刮除时要轻,以防穿透肠壁形成新的肛瘘内口,加重患者病情。术后创面每日换药并保持清洁很重要,橡皮筋松紧以能转动为标准,创面外口引流通畅可使创面正常愈合。

【点评】

肛瘘以肛周持续的慢性炎症和窦道上皮间质化改变为主要病理特点。手术是治疗肛瘘的主要方式,旨在消除肛瘘内口和上皮化病理瘘道,在减少肛门括约肌损伤的前提下治愈肛瘘,降低复发率。高位肛瘘由于瘘管波及肛管直肠环,若术中处理不当,易导致肛门失禁、肛门畸形等。传统中医挂线疗法,可以慢性切割瘘管,避免一次性离断过多肛门括约肌,在治愈肛瘘的同时,不会导致完全性肛门失禁,是目前国内治疗高位肛瘘的主流术式。但传统挂线疗法仍不可避免损伤肛门括约肌,导致肛门功能不同程度受损。现多提倡保留肛门括约肌的虚挂线法,其最大优势在于使肛门括约肌得以完整保留,肛门功能得到有效保护,给患者带来的痛苦可以降到最低。然而,虚挂线虽然操作简单、创伤小、对控制急性炎症效果较好,但因为没有解决内口和肌间感染源问题,成功率随着随访时间的延长而降低,疗效不确定,多作为其他手术方式的补充术式。本例患者,治疗上采取内口紧挂橡皮筋,分支瘘管打开后与主灶浮挂橡皮筋以引流,既处理了高位复杂性肛瘘的内口问题,又对分支瘘管进行了处理,降低了术后复发风险,同时因为保留了两切口间的皮桥,减轻了术后形成大面积切口瘢痕对肛门功能的影响。

高位复杂性肛瘘(二)

姓名:谢某　**性别:**☑男　□女　**出生年月:**1986-08-03　**民族:**汉族

文化程度:大专　**职业:**无　**婚姻状况:**□已婚　☑未婚

初诊时间:2022-07-21

主诉:肛旁肿块反复破溃流脓血9个月,加重1周。

现病史:患者于9个月前无明显诱因发现肛旁左侧起一肿块,略感胀痛不适,未予重视,数日后,肿块渐增大,胀痛明显,遂就诊于上海市静安区市北医院,门诊予消炎治疗后肿块逐渐缩小,胀痛缓解。数月后,患者肛旁右侧再起一肿块,仍感胀痛不适,仍未重视,数日后肿块自行溃破,流出脓血性液体后胀痛缓解。此后,上症时有反复,患者均未至医疗机构就诊。1周前,上述症状再次反复,肿块增大较前明显,肛周胀痛明显,患者自行口服头孢类药物治疗后,上症缓解不明显。至今日,患者因疼痛难忍前来我院就诊,于门诊经检查后以"高位复杂性肛瘘"收住我科。

现症见:肛旁肿块破溃流脓血,伴胀痛不适,无潮热、盗汗、发热等症,纳可,寐尚可,二便正常。

既往史(过敏史):患者既往健康,否认冠心病、高血压、糖尿病等慢性病病史,否认肝炎、结核病或其他传染病病史,预防接种史不详。有外伤史,2016年左侧前胸部不慎划伤,于固原市人民医院行缝合治疗,术后恢复良好。有手术史,2015年因"胰腺囊肿"于西京医院行手术治疗(具体不详),术后切口愈合良好;自述2018年因"阴囊囊肿"于上海市静安区市北医院行手术治疗(具体不详)。无输血史。否认药物、食物过敏史。

辅助检查:新型冠状病毒核酸检测阴性。

专科检查:肛门居中,外观无畸形,截石位5点距肛缘5.0cm处可见一大小约3.0cm×2.0cm肿块,中央可见一破溃口,按压可见少许脓液流出,触痛明显;截石位9点距肛缘约4.5cm处见一蚕豆大小硬结,由此触及1条索状硬结向肛门后位走行;截石位12点距肛缘约5.0cm处可触及一大小约2.5cm×2.5cm肿块,肿块中央可见一破溃口,按压可见少许脓液流出,由此触及1条索状硬结分别向截石位12点肛内和阴囊下走行;截石位1—2点、7—10点肛缘皮赘增生,质软,色如常,同位齿线上黏膜隆起,表面光滑充血,与增生皮赘融合成团并脱出肛外。肛门指诊及肛门镜检查,因患者疼痛未进行。

辨病辨证依据:据病史、症状、体征,本病属中医"肛漏"范畴。《黄帝素问宣明论方》云:"风热不散,谷气流溢,传于下部,故令肛门肿满,结如梅李核,甚者而变成瘘也。"多因饮食不节,脾胃运化失司,湿浊不化,内生湿热,热邪蕴结,下注大肠,腐肉成脓,脓成无去处而致肛旁肿块、疼痛。脓去则气血来复而痛减,余毒未清而反复发作。舌暗红,苔黄腻,脉弦滑。综观四诊,本病属实证,证属湿热下注,需手术治疗,预后一般。

中医鉴别诊断：

1. 肛周疖肿　肛周疖肿可在肛周皮下形成窦道，流脓并向四周蔓延，皮色暗红而硬，脓腔内有毛发长出。通过病理组织学检查易鉴别。

2. 骶尾部窦道　骶尾部窦道多发于骶尾部，可因局部外伤、毛囊炎感染所致，局部表现为红肿热痛，后期疼痛明显，形成溃口，常有脓血性分泌物流出，并在皮下形成窦道，向肛周扩散。通过病理组织学和造影检查可鉴别。

西医鉴别诊断：

1. 肛门部汗腺炎　常可在肛周皮下形成瘘管及外口，流脓，并不断向四周蔓延；检查时可见肛周皮下有多处瘘管及外口，皮色暗褐而硬，肛管内无内口。通过肛门镜检查易鉴别。

2. 骶前畸胎瘤　一种胚胎发育异常导致的先天性疾病，多在青壮年时期发病。病初，无明显症状，如肿瘤增大压迫直肠可发生排便困难。若继发感染，可从肛门后方溃破而在肛门后尾骨前有外口，但肛门指诊常可触及骶前有囊性肿物，而无内口。手术时可见腔内有毛发、牙齿、骨质等。

初步诊断：

中医诊断：肛漏（湿热下注）。

西医诊断：高位复杂性肛瘘，混合痔。

诊疗计划：

1. 病情评估　患者为中年男性，营养良好，生活可自理，生命体征平稳，依从性良好，拟行手术治疗

2. 肛肠科二级护理，半流质饮食。

3. 实施"肛漏"中医临床路径。

4. 完善入院相关检查，如血常规、血型定型、尿液分析与沉渣定量、便常规+隐血、凝血常规、乙肝全套、丙肝抗体、梅毒、HIV、肝功能、肾功能等检查；予心电图、腹部彩超检查，以明确病情；予胸部 CT 检查，以排除新型冠状病毒感染可能；予经直肠内彩超检查，以明确瘘管走行及是否合并高位脓肿。

5. 中医治疗　拟予口服中药，以清热利湿。方选萆薢渗湿汤加减。

黄柏 15g　苍　术 12g　金银花 15g　蒲公英 30g

萆薢 12g　茯　苓 12g　白　术 12g　紫花地丁 15g

茵陈 12g　炒栀子 12g　车前子 15g（包）

冷水煎，每日 1 剂，分 3 次，饭后温服。

6. 择期手术治疗。

7. 拟于明日下午行电子结肠镜检查(将复方聚乙二醇电解质散 3 盒兑入 3 000ml 温水,口服,进行肠道准备;盐酸利多卡因胶浆,局部外用润滑)。

8. 向患者及家属交代病情。

9. 辨证施膳指导　宜进食清淡、易消化饮食,如银耳莲子粥以清热解毒,多食大豆、玉米面、燕麦片等食物。

手术过程:

1. 患者麻醉成功后,取左侧卧位,充分暴露肛门,术区常规消毒,并铺无菌巾。

2. 置入肛门镜,发现截石位 6 点肛窦处有一大小约 0.6cm×0.6cm 溃口,溃口下可见肛门内括约肌肌纤维,于肛内放置干净纱布。将稀释好的亚甲蓝分别于截石位 5 点、9 点外口处注入,发现亚甲蓝均于截石位 6 点肛窦溃破处流出;将稀释好的亚甲蓝于截石位 12 点外口处注入,发现外口远端阴囊下另有一溃口,且肛内截石位 12 点肛窦处纱布上见亚甲蓝染色。

3. 将探针于截石位 5 点肛瘘外口处探入,发现探针向直肠后间隙走行,再次探查截石位 9 点处瘘管,发现瘘管同样向直肠后间隙走行;于截石位 5 点肛瘘外口处潜行剥离瘘管,瘘管走行至左侧坐骨直肠窝处,由此向直肠后间隙拓展,呈"L"形,符合括约肌上型肛瘘;同法处理右侧截石位 9 点处瘘管,发现两侧瘘管于截石位 6 点直肠后间隙处汇合;另于截石位 6 点处发现一小破溃口,探针由此探入,发现探针自截石位 6 点肛窦溃口处探出,瘘管穿过肛门外括约肌浅部及齿线下部肛门内括约肌,然后顺探针打开皮肤、皮下组织,潜行剥离皮下瘘管;截石位 6 点肛窦处破溃口较大,遂于截石位 6 点将肛管黏膜缝合于截石位 6 点切口肛门外括约肌处。

4. 将探针于截石位 12 点外口处探入,在左手示指导引下,自截石位 12 点肛窦处探出,然后顺探针方向切开皮肤、皮下组织,"钝性＋锐性"切除近端瘘管,并将远端瘘管给予潜行剥离,同时保留两破溃口之间的正常皮肤。

5. 针对截石位 11 点、1 点混合痔,分别做梭形切口,剥离曲张静脉丛,直至齿线上 0.5cm 处,然后用弯钳钳夹痔核基底部,用 7 号丝线行"8"字结扎,切除痔核,留蒂 0.5cm,修剪创缘。

6. 在截石位 5 点、9 点切口间挂橡皮管引流,在截石位 12 点两切口处挂橡皮条引流,切口面积约 35cm^2。

7. 充分仔细止血后,用凡士林纱条覆盖切口,用叠形纱布加压包扎。术毕。

整个手术过程顺利,麻醉满意,术中出血少,术毕患者安返病房,各切口处标本分别送病理科做病理检查。

按语:患者病情反复发作,肛周可见多个破溃口,且每个破溃口均距肛门超过了 4.0cm,结合经典的索罗门定律来看,截石位 5 点、9 点处的瘘管走行大多是弯曲的,且很大可能共同通向截石位 6 点处的内口,此类型肛瘘属于 Parks 分型中的括约肌上型肛瘘,需要明确瘘管是经括约肌间沟向上走行还是于括约肌外向上走行(借助肛周 MRI 可明确瘘管与括约肌的关系);截石位 12 点处的瘘管走行大多是笔直的,很大可能通向截石位 12 点内口处。目前,需借助各项检查手段明确是否合并炎性肠病,明确各瘘管与肛门括约肌的关系(如完善各项理化检查,特别是电子结肠镜检查和肛周 MRI 检查,以排除炎性肠病可能,同时明确瘘管与肛门括约肌的关系)。

【点评】

临床上,复杂性肛瘘患者的病情常易反复,存在反复手术的风险,患者深受病痛折磨。我院肛肠科在综合研究复杂性肛瘘治疗的手术方式的基础上,本着临床诊疗中要注重肛门形态与功能的统一,认为治疗肛瘘时要在根治复杂性肛瘘(彻底处理内口和清除感染腔隙)和保护肛门括约肌功能的基础上,尽可能保护肛门皱皮肌和缩小瘢痕,注重肛门形态,同时结合本地区经济发展水平偏低的实际情况,提出降低复发率、降低医疗费用的同时达到肛瘘的根治仍然是治疗的主要目标。在进行复杂性肛瘘手术时,通过在主管道靠近肛缘处开第一窗,使管腔与来自肛管直肠的感染灶分离,并从此处(括约肌间沟)入路予以橡皮筋挂线,使创面大面积缩小,括约肌损伤最小,达到最小化挂线的目的。而对于第一窗以外的感染瘘管采取隧道切除法,实现瘘管壁外的完整剔除,从而保留瘘管走行处的皮桥,减少手术创伤。此外,由于第一窗使管腔与来自肛管直肠的感染物分离,因此第一窗以外的伤口可以通过全层缝合实现一期愈合。通过总结刘建平治疗复杂性肛瘘的经验,并在此基础上进行创新的"隧道式切除 - 最小化挂线"术式,可显著缩短复杂性肛瘘患者术后康复时间。

手术具体操作:首先采用亚甲蓝注射液染色方法探查瘘管走行及内口,用艾利斯钳钳夹外口,并用高频电刀切开,显露瘘管壁;随后用电刀(电凝模式,同时利用助手所提供的组织张力)缓慢且细致地对瘘管壁进行隧道式游离,根据手术情况运用高频电刀或手术剪游离瘘管,在此过程中保证瘘管壁外切除(这就要求此类肛瘘患者应形成比较成熟的瘘管);然后将瘘管游离至距肛缘0.5~1.0cm(括约肌间沟)处予以开窗,在开窗处掏出多余瘘管并予以切除,同时持探针或弯钳探通内口,必要时使用蚊式钳,之后在内口处行橡皮筋挂线术;最后缝合外口,保证全层缝合。

高位复杂性肛瘘(三)

姓名:罗某　　**性别**:☑男　□女　　**出生年月**:1991-11-22　　**民族**:回族

文化程度:初中　　**职业**:无　　**婚姻状况**:□已婚　☑未婚

初诊时间:2022-04-18

主诉:肛旁肿块反复破溃流脓血9年。

现病史:患者9年前发现肛门右侧起一肿块,疼痛明显,无发热恶寒,就诊于固原市人民医院,诊断为"肛周脓肿"后行脓肿切开引流术,术后疼痛缓解,术后该肿块间断破溃,时有脓血性分泌物,偶感局部胀痛及肛周潮湿瘙痒,自行口服消炎药及止痛药,症状时轻时重。1个月前,肛门后侧再次起一肿块,局部胀痛,无发热恶寒。数日后,该肿块自行破溃流脓,疼痛减轻。今为求系统治疗,遂来我院就诊,门诊以"高位肛瘘"收住我科。

现症见:肛旁肿块,有少许脓液溢出,伴肛周潮湿、瘙痒,疼痛轻,无发热、恶寒,纳可,眠安,二便正常。

既往史(过敏史):患者既往健康,否认冠心病、高血压、糖尿病等慢性病病史,否认肝炎、结核病或其他传染病病史,预防接种史不详,否认外伤史,否认手术史。无输血史。否认药物、食物过敏史。

辅助检查:新型冠状病毒核酸检测阴性。

专科检查:肛门居中,截石位9点处肛缘可见长约5cm弧形手术瘢痕,瘢痕中央距肛缘4cm可见一破溃口,按压可见少许脓液流出。截石位6点、10点距肛缘4cm处分别有一肉芽肿,按压可见少许脓血性液体流出,于6点破溃处可触及条索样硬结并向同位肛内延伸,于9点破溃口处似可触及条索样硬结并向6点处肛内延伸。肛镜下见截石位6点处肛窦色暗红,凹陷明显;指检截石位6点肛窦处可触及凹陷性硬结,压痛明显,未及其他异常肿块及肿物,指套未染血染脓。

辨病辨证依据：据病史、症状、体征,本病属中医"肛漏"范畴。《黄帝素问宣明论方》云:"风热不散,谷气流溢,传于下部,故令肛门肿满,结如梅李核,甚者而变成瘘也。"多因饮食不节,脾胃运化失司,湿浊不化,产湿生热,热邪蕴结,下注大肠,腐肉成脓,脓成无去处而致肛旁肿块、疼痛。脓去则气血来复而痛减,余毒未清而反复发作。舌质红,苔薄黄,脉弦滑,二便通畅。四诊合参,证属实证之湿热下注,病位在魄门,需手术治疗,预后可。

中医鉴别诊断:

1. 肛周疖肿　肛周疖肿的病灶仅限于皮肤或皮下,发病与肛管组织无关,溃破后不形成肛瘘,一般无恶寒发热。通过肛门镜及指诊可鉴别。

2. 尾闾窦道　尾闾窦道多发于骶尾部,初起见局部红肿,有毛发、碎骨等,病灶局限,日久可损及骶尾骨质,溃破形成窦道,与肛管组织无关。通过 X 线片及 B 超可鉴别。

西医鉴别诊断:

1. 坐骨结节囊肿　坐骨结节囊肿表现为臀部红肿热痛,发热明显,但肿块质硬,无波动感。B 超见囊肿与坐骨结节相连,不与肛门相通。穿刺可抽出淡黄色囊液,术后病理检查可证实。

2. 骶前囊肿　骶前囊肿为先天性疾病,一般无明显局部症状,当感染时或与直肠后间隙脓肿相似。肛内指诊可触及直肠后肿块,表面光滑,压痛多不明显,有囊性感。X 线检查可见骶前肿块,内有散在钙化影。

初步诊断:

中医诊断:肛漏(湿热下注)。

西医诊断:高位复杂性肛瘘。

诊疗计划:

1. 病情评估　患者青年男性,营养良好,生活可自理。

2. 肛肠科二级护理,半流质饮食,平卧位;实施"肛漏"中医临床路径。

3. 完善入院相关检查,如血常规、血型定型、尿常规、便常规+隐血、凝血六项、乙肝组套、丙肝抗体、HIV+梅毒、肝功能、肾功能、电解质等检查;腹部彩超、心电图、肠镜等检查;做胸部 CT,以排除新型冠状病毒感染。因患者肛瘘较复杂,故行肛周体表彩超及盆腔彩超,以明确瘘管走行。

4. 中医汤剂治疗　拟予龙胆泻肝合剂,以清热利湿。方中龙胆、黄芩清热燥湿,栀子泻火除烦,猪苓利水渗湿,车前子利尿通淋,当归补血活血,甘草调和药性。方药如下:

龙　胆 15g　黄芩 9g　栀子 9g　　猪苓 15g

车前子 9g　　当归 8g　地黄 20g　甘草 6g

3 剂,每日 1 剂,冷水煎 600ml,分 3 次饭后温服。

5. 完善相关检查后,行手术治疗。

6. 向患者及家属交代病情。

7. 辨证施膳指导　宜进食清淡、易消化饮食,多食蔬菜等富含纤维素的食物,宜食银耳莲子粥以清热解毒,多食大豆、玉米面、燕麦片等食物。

手术过程:

1. 患者麻醉成功后,取右侧卧位,充分暴露肛门,术区常规消毒,并铺无菌巾。

2. 将探针于截石位 6 点外口处探入,在左手示指导引下自截石位 6 点肛窦处探出,然后顺探针方向切开皮肤、皮下组织、瘘管管壁,分支瘘管亦予以切开,搔刮并切除坏死组织及纤维化管壁。

3. 将探针自截石位 10 点外口处探入,探查发现与截石位 9 点处外口相通,然后顺探针打开瘘管,切除瘢痕及纤维化组织。

4. 将探针自 9 点外口处探入,探得瘘管穿过肛门外括约肌深部,且穿过右侧肛提肌,深达右侧坐骨直肠窝,向后蔓延至直肠后间隙深部,遂彻底清除坏死组织及腔内瘢痕组织;截石位 6 点处切口顶端可见一暗红色凹陷,用弯钳探得与截石位 6 点切口相通,考虑局部瘘道形成,且瘘道穿过肛门内括约肌及外括约肌深层,故予挂线治疗,用探针牵引橡皮筋穿过瘘道,给予张力性挂线。最后搔刮并切除坏死、腐败组织,修剪创缘。

5. 充分仔细止血后,用凡士林纱条覆盖切口,用叠形纱布加压包扎,术毕。

整个手术过程顺利,麻醉满意,术中出血少,术毕患者安返病房,将切除组织送病理科做病理检查。

按语:高位复杂性肛瘘以手术治疗较为常见,但手术时需切开的部位较多,术后患者易出现并发症。常规的切开挂线术虽然具有一定的临床疗效,但术后仍会引起肛门关闭、瘢痕增生等并发症。切开挂线术联合对口引流术避免了常规切开挂线术切口大、创伤大等问题,术中仅切开部分主管道,而盲端及支线管道不需切开,避免了术中出血过多的问题;仅开窗浅层切口连通瘘管并完成引流,避免了切口过大、过多导致肛门畸形等情况。此外,切开挂线术联合对口引流术需准确确定内口位置,并彻底清除或切除所有瘘管,同时减少肛门内外括约肌的损伤。本例患者,肛周可见多个外口,尤其右侧肛周多个外口均系直肠后间隙瘘管的分支瘘管,且瘘管穿过肛门外括约肌深部。对于同一位置不同内口的处置策略,我们采用低位瘘管打开、高位瘘管挂线的治疗措施,既能减少复发,又能最大限度保护肛门括约肌功能。

【点评】

对口引流切开挂线术相比于传统的切开挂线术,在完善内口处理的情况下联合小创口引流,有助于减少肛门周围血管、组织及神经的损伤,更有利于患者术后康复。此外,橡皮筋引流方式可有效避免导管引流受限情况,避免病灶部位坏死组织脱落引发的引流通道阻塞,从而减少术后并发症的发生情况。对口引流切开挂线术通过促进患者术后通畅引流,降低了新鲜肉芽组织生长填充的阻力,从而稳定了肛门括约肌的正常功能。国内外也有多位学者进行了针对高位复杂性肛瘘手术方式的临床研究,发现高位复杂性肛瘘患者采用对口引流术与肛瘘切开挂线术联合治疗,有利于缩短手术创面愈合时间及术后住院时间。部分学者认为,肛瘘切开挂线术联合对口引流术治疗高位复杂性肛瘘,通过减少术中切开盲端及主管道,同时清理瘘管腐败组织等措施,降低了术中出血、术后创口粘连等并发症的发生率,同时减少了术中对肛门内外括约肌的刺激,避免了肛门括约肌功能下降,有助于提升患者术后恢复效果,从而缩短患者术后住院时间。

总之,对高位复杂性肛瘘患者采用对口引流术与肛瘘切开挂线术联合治疗,可有效提升临床疗效,避免肛门括约肌功能下降,降低并发症总发生率,缩短术后创面恢复时间。

儿童复杂性肛瘘(一)

姓名:钟某　　**性别:**☑男　　□女　　**出生年月:**2007-06-10　　**民族:**汉族

文化程度:小学　　**职业:**学生　　**婚姻状况:**□已婚　☑未婚

初诊时间:2017-08-08

主诉:肛缘溃口反复流脓血8年。

现病史:患儿父亲诉患儿2岁时肛缘突然隆起一肿块,初起胀痛明显,伴发热、恶寒,无腹胀腹痛等不适,就诊于当地医院,诊断为肛周脓肿,行"肛周脓肿手术治疗"(具体术式不详);术后1个月,肛缘切口处反复有少量脓血性分泌物流出,未予重视。此后,每2~3个月肛缘切口处即胀痛,自行溃破,并流出少量脓血。现为求系统治疗,于我院门诊就诊,以"肛门直肠瘘"收治入院,待行系统治疗。

现症见:肛缘溃口反复溃破流脓,伴胀痛,时有潮热、盗汗,大便每日2~3次、质软成形,小便调,纳寐正常。

既往史(过敏史):否认冠心病、高血压、糖尿病、高脂血症、中风、痛风、青光眼等病史,否认肺结核、肝炎等传染病病史,否认外伤、输血史。2009年10月在宁夏医科大学总医院行肛周脓肿手术,具体术式表述不详,术后恢复尚可。否认药物、食物过敏史。

辅助检查:(膀胱截石位)6点距肛缘1.5cm处有一0.2cm×0.2cm溃破口,无异常分泌物流出;3点距肛缘3.0cm处见一纵行约6cm陈旧性手术瘢痕,瘢痕中央有一约0.2cm×0.2cm溃口,色淡红,无压痛。指诊:肛门括约肌肌力增高。3点位肛窦压痛轻,指套未染血。

辨证分析:患者年幼,男性,因"肛缘溃口反复流脓血8年"入院,病属中医"漏"范畴。湿热下注肛周,蕴结成毒,腐肉成脓,日久而成"漏",余毒未清故反复发作。观其舌质红,苔薄黄,脉细数,四诊合参,证属"阴虚邪恋",病性虚实夹杂,病位在肛门、直肠,预后一般。

中医诊断:肛漏(阴虚邪恋)。

西医诊断:复杂性肛瘘。

治法:

1. 二级护理,普食。

2. 完善各项检查,择期手术。

3. 术后予氯化钠注射液100ml+头孢呋辛注射液0.75g静脉滴注,每日2次。

4. 中药给予消肿止痛汤熏洗,清热除湿,消肿止痛。

蒲公英15g	生侧柏叶12g	花 椒6g	苦 参15g
芒 硝30g	麸炒苍术15g	生地榆20g	防 风12g
关黄柏12g	赤 芍12g	生甘草12g	五倍子15g

共7剂,术后水煎坐浴,日1剂。

5. 外用化腐生肌药,促进伤口愈合。

6. 适寒温,调情志,节饮食。

按语:中医中药在复杂性肛瘘的治疗中也进行了许多探索,并积累了丰富经验。从最早的切开法、脱管法、挂线法，到目前较常用的切开挂线法，都是在继承古人治疗肛瘘的基础上，吸收现代医学解剖知识而逐步发展起来的，适用于瘘管的主管道贯穿肛门外括约肌深层和耻骨直肠肌以上的高位肛瘘。治愈复杂性肛瘘有 2 个关键（①正确处理内口和瘘道；②要防止术后并发症，关键在于正确处理肛门内外括约肌、肛管直肠环和肛垫）和 1 个要领（正确处理创面，使其引流通畅，让创面由内口底部开始生长，防止假性愈合）。本术式顺应了外科"微创化"要求，结合中医挂线、切开、脱管疗法之所长，并吸取了国内外医学保留括约肌的优点，不仅提高了复杂性肛瘘的整体疗效，还保护了肛门括约肌及肛管直肠环等肛门主体结构，从而减少了创面及对机体的损伤，缩短了切口愈合时间，减少了术后并发症的产生。

【点评】

早期的全国肛肠学术会议将复杂性肛瘘定义为有 2 个或 2 个以上内口、瘘管、外口的肛瘘。2011 年，美国结直肠外科医师协会（ASCRS）更新的《肛周脓肿和肛瘘治疗指南》指出，对于复杂性肛瘘的分类，从保护肛门功能的角度出发，将手术后容易导致肛门失禁的肛瘘均纳入复杂性肛瘘的范畴，包括瘘管穿越肛门外括约肌的 30.0%~50.0%（高位括约肌间、括约肌上方和外方）、女性前侧瘘管、复发性瘘管、伴有肛门失禁的肛瘘、局部放疗后肛瘘、克罗恩病肛瘘、多个瘘管的肛瘘。目前，手术是治疗复杂性肛瘘的主要手段，虽然手术方式较多，但复发率较高，并发症较多。

基于多年临床经验，我们认为复杂性肛瘘（不包括非腺源性肛瘘）手术治疗的难点主要在于：①部分内口位置难以准确定位和有效处理；②引流通畅与减小创面之间的矛盾；③充分暴露、清创彻底与保护肛门功能之间的矛盾；④保留肛门括约肌术式与远期疗效之间的矛盾等。

1. 部分内口位置难以准确定位和有效处理　无论采用何种手术方式，找准内口、有效处理是治愈肛瘘的关键。临床上，对于内口的定义不应只局限于肛腺感染的脓肿破入肠腔内并用探针或其他辅助检查方法可查明的内口，还应包括"区域化的内口"，即瘘管相对应的肛窦、肛腺及可能残留感染病灶的肛腺。由于肉芽增生、腐败组织的残留和肛门括约肌的收缩作用，部分肛瘘内口被阻塞，或向上感染，穿破肠壁形成继发性内口。术者可能将此溃口当成原发性内口，而致真性内口处理不当；也有术者仅将内口切开而忽视了对区域化内口的处理，殊不知残留上皮可使肛瘘复发。另外,由于该病的形态与部位特殊,缺乏有效的暴露,加上专科器械的落后(探针规格单一、先进探查技术的匮乏),也是寻找不到正确内口的原因。对于有 2 个或 2 个以上内口的复杂性肛瘘,遗漏任何 1 个内口,都有可能导致术后的复发。对于内口的处理,目前多运用挂线、清创闭合、与管腔之间截断 3 种方法。有 Meta 分析显示,传统的勒割挂线术式的失禁率平均为12.0%,因此,一些医者采用引流挂线来避免这一弊端。这一方法没有彻底清除病变内口,远期复发率较高。

处理对策:复杂性肛瘘支管较多,管道迂曲,不可单纯按照索罗门定律与歌德索规则去处理,亦不可用探针硬性探查而形成人为"假内口"。寻找内口时应做到"一摸,二看,三探查",即指诊肛内有无硬结、凹陷;观察齿线附近有无充血肿胀、红肿感染的隐窝及突起之结节;在充分暴露管道的情况下,循瘘道探查至主管顶端,然后沿管道探查通向肛内的内口,大多后马蹄形肛瘘的原发内口位于肛管后侧肛窦处。对于术前、术中仍未查出明显内口者,可处理区域化的内口,即将反复搔刮处理后仍较硬的管壁组织、肛腺周围和瘘管中残存的上皮细胞组织和感染性碎屑去除,于主瘘管贴近肠壁最薄弱处(大都位于直肠后侧)做一人造内口,引橡皮筋挂入。对于有 2 个内口且不在同一横截面者,需正确区分原发性内口及继发性内口。原发性内口多位于肛窦齿线处,继发性内口多位于肠内肉芽组织增生处。此时,除了处理原发性内口外,可在继发性内口处予以橡皮筋挂线引流(通常采用非勒割引流挂线)。随着微创外科观念逐渐深入,微创化低侵袭的内口处理方法被越来越多的医者提倡。这些处理方法的原理、适应证及优缺点各不相同。面对复杂多样的肛瘘类型,手术治疗时应将各种不同的内口处理方式有机结合,如肛瘘填塞加内口缝合、内口切闭加负压引流等。此外,术前需与患者充分沟通,结合患者的病情、经济条件、治疗需求等因素来选取处理方式。

2. 引流通畅与减小创面之间的矛盾　巧妙的切口设计是手术成功的奠基石,关系到术后创面的引流、肉芽的生长及术后肛门形态的维护。由于肛门特殊的解剖结构及生理环境,若一味追求大创面来保证引流通畅,又往往会出现愈合时间长、肛门畸形、肛门功能障碍等情况。然而为了减小创面,保护肛管及周围的形态结构,若仅仅将瘘道单纯搔刮,而忽略切口的张力及引流方式,加上肛门括约肌痉挛和直肠内高压,易致创面引流不畅,从而成为继发感染的因素,使肛瘘经久不愈。

处理对策：切开时，宜选择后三角区域、肛门括约肌外入路，创面保持约 45° 倾斜无张力碟状；这样的形态可保证引流通畅，有利于创面肉芽生长，保持肉芽从基底部向外逐渐生长，避免了创面的日后蜷曲生长及桥形愈合。为了减小创面，可辅以适宜的引流方式（封闭式负压引流等），将被动引流改为主动引流，以达到引流充分、缩小创面的目的。

3. 充分暴露、清创彻底与保护肛门功能之间的矛盾　复杂性肛瘘管道多伴有迂曲、潜行的窦道，术中如未能彻底清除支管和死腔窦道，可能导致手术失败或复发。ASCRS 发布的指南指出，治疗肛瘘时应权衡肛门括约肌切断的程度、术后治愈率和功能损伤程度，而不应过度强调瘘管或窦道及其周围组织清理的彻底性。为减小创面，保护肛门形态结构，有时术野又往往难以暴露，致窦道残存，创面最终难以完全愈合。此外，由于术者对复杂性肛瘘的病理形态特征及规律认识不足（尤其当肛门括约肌间瘘、肛门括约肌外瘘、肛门括约肌上瘘三者重叠时），加之唯恐清创损伤过大而致肛门功能损伤的心理压力，在未能充分暴露的前提下，只做简单搔刮便作罢，极易导致清创不彻底或引流不畅。

处理对策：更新观念，熟悉肛门部解剖结构，改良现有肛瘘相关器械设备（肛瘘撑开器、可视化探针等）及手术方式，提高该病的临床疗效。为了保证肛门括约肌功能与清创彻底，可选取肛门括约肌外（肛管后三角）入路，在充分暴露肛门括约肌外（上）瘘道空腔病灶的前提下，彻底清创，并确保引流通畅。术中对于为了暴露而切开的部分肛门内括约肌及创面，可于清创后予以重建。

4. 保留肛门括约肌术式与远期疗效之间的矛盾　随着微创手术的兴起，对于复杂性肛瘘的治疗，肛门功能的保护越来越受到关注。目前，保留肛门括约肌的肛瘘手术方式包括视频辅助肛瘘治疗技术（VAAFT）、脂肪干细胞填充术、直肠黏膜瓣推移术、肛瘘栓技术、生物蛋白胶封堵术、经括约肌间瘘管结扎术等，它们能在最大限度保护肛门功能的前提下治愈肛瘘，但并不是适用于所有类型及各阶段的高位复杂性肛瘘。临床实践发现，虽然保留肛门括约肌术式较好地降低了肛门失禁的风险，但却存在复发率较高、治疗费用高、操作烦琐等问题。由于中西方文化背景的差异，就复杂性肛瘘各种现代创新术式而言，如疗效不够满意且费用较大，患者也是很难满意的。因此，目前治疗肛瘘的新方法，尚不能完全代替挂线疗法。目前，保留肛门括约肌术式存在管壁清除不彻底、暴露不足、引流不畅等问题，是否可将现代技术和传统优势技术结合,寻找一种新型的微创化、低侵袭的手术方式呢?例如:对瘘管壁的处理,结合中医脱管疗法的优势,改良为刨刀机械性刨削管壁;对于暴露不足,研发一种可视化探针;对于引流欠畅,探寻一种适用于肛瘘的负压引流装置。此外,术前需正确评估病情,根据患者情况(心理需求、经济情况)选择适合病情的术式,充分告知患者手术风险(包括各种保留肛门括约肌术式的优缺点),使其对术后可能出现的情况有进一步的认知。

总之,外科手术虽是复杂性肛瘘最主要的治愈措施,但有时不恰当的手术治疗可能使肛瘘变得十分复杂。临床上遇到的十分复杂的肛瘘,无一例外地均有多次手术史。因此,首次手术较为关键。每一次针对性不强、目的不明确的手术都有可能使本已十分困难的问题变得更加复杂。随着微创术式和生物疗法的兴起,在继承传统优势技术的前提下,结合现代微创技术和生物疗法,扬长避短,有必要寻找出一种更加符合复杂性肛瘘病理特点、符合肛门功能需求、提高患者生活质量的新方法。

儿童复杂性肛瘘(二)

姓名:王某　**性别:**☑男　□女　**出生年月:**2015-12-10
民族:汉族　**文化程度:**小学
初诊时间:2022-01-29
主诉:肛旁肿块反复溃破流脓血7年。
现病史:患儿家属代诉,患儿7年前无明显诱因肛旁起一肿块,疼痛轻微,无明显发热恶寒。就诊于"中国人民解放军第五医院",诊为"肛周脓肿",予外涂"百多邦(莫匹罗星软膏)"治疗3天后,肿块破溃,脓液流出后肿块消退,疼痛缓解。此后,肛门左前侧、右侧又分别隆起2个肿块,数日后均自行溃破,时有少许脓血流出,疼痛轻微。上症反复发作,无肛门部坠胀不适。今日患者为求系统治疗就诊我科,门诊以"复杂性肛瘘"收住院。
现症见:肛旁肿块,溃破流脓,疼痛轻,无发热、恶寒,无午后低热、盗汗。纳可,眠安,大便每日一行、质软通畅,无肛门疼痛及便血,小便利;无乏力、咳嗽等症。
既往史(过敏史):患者既往健康,否认冠心病、高血压、糖尿病等慢性病病史;否认肝炎、结核病或其他传染病病史,按时按需接种,否认外伤史,否认手术史。无输血史。否认药物、食物过敏史。

辅助检查：新型冠状病毒核酸检测阴性。

专科检查：①肛检：肛门居中，外观无畸形，截石位1点距肛缘0.3cm处见一0.5cm×0.5cm溃破口，周围质硬，触痛明显，截石位5点、9点距肛缘0.5cm处分别见一0.3cm×0.3cm溃破口，挤压未见明显脓血流出，触痛轻；可分别触及条索状硬结向同位肛内延伸。②指检及肛门镜未查。

辨病辨证依据：据病史、症状、体征，病属中医"肛漏"范畴。《黄帝素问宣明论方》云："风热不散，谷气流溢，传于下部，故令肛门肿满，结如梅李核，甚者而变成瘘也。"多因饮食不节，湿浊不化，热邪蕴结，下注大肠，腐肉成脓，脓成无去处而致肛旁肿块、疼痛。脓去则气血来复而痛减，余毒未清而反复发作。舌淡红，苔薄白，脉滑。二便调。综观四诊，本病属实证，证属湿热下注，预后良好。

中医鉴别诊断：

1. 肛门部疖肿　初发时局部常可见红肿、疼痛，后逐渐肿大，中央形成脓栓，脓出渐愈，病变表浅，不与肛门相通。

2. 骶尾部窦道　多发于骶尾部，可因局部外伤、毛囊炎感染所致，局部表现为红肿热痛，后期疼痛明显，形成溃口，常有脓血性分泌物流出，并在皮下形成窦道，向肛周扩散。通过病理组织学和造影检查可鉴别。

西医鉴别诊断：

1. 肛门部汗腺炎、毛囊炎　常可在肛周皮下形成瘘管及外口，流脓，并不断向四周蔓延。检查时可见肛周皮下有多处瘘管及外口，皮色暗褐而硬，肛管内无内口。

2. 骶前畸胎瘤　多在青壮年时期发病，为胚胎发育异常导致的先天性疾病。病初，无明显症状，如肿瘤增大压迫直肠可发生排便困难。若继发感染，可从肛门后方溃破而在肛门后尾骨前有外口，但肛门指诊常可触及骶前有囊性肿物感，而无内口。手术可见腔内有毛发、牙齿、骨质等。

初步诊断：

中医诊断：肛漏（湿热下注）。

西医诊断：复杂性肛瘘。

诊疗计划：

1. 病情评估　患者为学龄儿童，营养良好，生活可自理，生命体征平稳，病情简单，无心脑血管病等内科疾病；宜及早手术治疗。

2. 肛肠科二级护理;普食,平卧位;陪护一人。

3. 完善入院相关检查,如血常规、尿常规、便常规、凝血常规、乙肝全套、丙肝抗体、抗 HIV 及梅毒组合、肝肾功能、心电图、胸部 CT、上腹部彩超、肛周彩超等。

4. 拟予口服中药以清热利湿、凉血止血,以萆薢渗湿汤加减;方中萆薢、茵陈、茯苓、车前子清热渗湿利水为主,金银花、紫花地丁凉血解毒,配黄柏解毒而除下焦湿热。

黄柏 10g　　苍　术 6g　　金银花 9g　　蒲 公 英 15g

萆薢 10g　　茯　苓 6g　　白　术 6g　　紫花地丁 10g

茵陈 6g　　炒栀子 3g　　车前子 10g(包)

冷水煎,日 1 剂,取汁 100ml,分 3 次饭后温服。

5. 择期手术治疗。

6. 向患者家属交代病情。

手术过程:

1. 麻醉成功后,取左侧卧位,充分暴露肛门,术区常规消毒,并铺无菌巾。

2. 自截石位 1 点处肛瘘外口插入探针,于截石位 1 点间肛窦处探出,沿探针方向切开皮肤、皮下组织及部分瘘管,可见瘘管穿过部分肛门内括约肌,考虑患儿年龄较小,肛门括约肌薄弱,故对经肛管部分的瘘管予以挂线治疗。切除肛窦处及脓腔内感染、坏死组织后修剪创缘。

3. 将探针再次于截石位 5 点处肛瘘外口探入,在左手示指引导下,自截石位 6 点肛窦处探出,顺探针方向切开皮肤、皮下组织,切除瘘管及感染肛窦处腺体。

4. 仔细探查 9 点位破溃口无明显瘘管向肛内延伸,考虑外口闭合,暂不予处理。

5. 仔细止血后,用凡士林纱条覆盖切口,用叠形纱布加压包扎。术毕。整个手术过程顺利,麻醉满意,术中出血少,患者安返病房。

按语:本例患者为 7 岁患儿,病程自婴儿时期开始,多年反复发作,导致肛周多个外口,每一外口均通向肛门不同的肛窦处。由于多年来反复发作,肛周外口处形成了多个硬结型外口,往往具有这种类型外口的肛瘘瘘管走行复杂,而且瘘管明显宽大,增加了手术难度,同时术后创面亦大,既增加了患儿痛苦,恢复期又长,同时存在肛门失禁的风险。针对患儿复杂性肛瘘的特点,既要治愈疾病,又要保护功能。表浅的瘘管,可以直接切开;穿过肛门括约肌较深部位的瘘管,需采取挂线方式。本例患儿,肛门截石位 6 点处的肛瘘,位置表浅,直接打开;前侧较深位的瘘管结合了挂线方式;右侧截石位 9 点处的瘘管,内口不明确,同时外口未溃破,考虑其可自行闭合,暂未予处置。术后各切口愈合良好,肛门排便功能正常,达到临床治愈。

【点评】

儿童肛周脓肿和肛瘘不少见,但关于儿童肛周脓肿和肛瘘的报道还很少。由于对儿童肛周脓肿和肛瘘病因学的研究不深入,导致儿童肛周脓肿和肛瘘的治疗效果不甚理想,术后复发率高。儿童肛周脓肿几乎全部为男婴,一般无伴随疾病;通常肛瘘的起源部位为肛隐窝,肛瘘发病常是由于相邻近的肛腺感染。

Fitzgerald 研究认为,小儿肛瘘的发病机制为先天性发育异常,尤其是患儿肛腺通常存在发育异常,容易出现感染导致通向皮肤的肛瘘形成。他还认为,在这一过程中存在雄激素的作用,来自母体的雄激素使新生儿皮质腺分泌极其旺盛,而男婴睾丸产生的雄激素使皮质腺分泌更为旺盛,借此来解释绝大多数患儿为男性的现象。国外有研究也支持肛隐窝是肛瘘的起源部位;研究结果显示,肛瘘常与异常的、深而厚的莫尔加尼(Morgagni)隐窝有关联,这种隐窝易发生感染而导致脓肿发生。因此,建议常规行相应隐窝切除以预防复发。他们进行此种外科治疗后,基本上无术后复发。

但是肛肠疾病作为中医外科的病种之一,从古至今,都是沿用了多种中医外科技术对其进行治疗,特别是挂线技术的发明及应用,很大程度上提高了复杂性肛瘘的临床治愈率,同时又能很好地保护肛门功能。儿童肛门括约肌发育不完善,肛管直肠环比成人窄而薄,肛管短,因此对儿童肛瘘进行手术治疗时,应避免直接切开瘘管。稍有不慎,若切断过多肛门括约肌则导致肛门失禁、畸形等后遗症;若多个瘘道一次性切开,则会影响肛门的正常排便反射。

而采用挂线术有如下优点:①被挂线以内的组织在逐渐切开的过程中,基底创面也逐渐愈合,肛门括约肌虽被切断,但断端已被组织所固定,不致分离太大,愈合后瘢痕小,不会引起肛门变形失禁。②手术损伤小、出血少。③在橡皮筋未脱落时,切口一般不会发生桥形愈合。④换药方便。

⑤橡皮筋持续引流,可减少换药次数,减轻术后护理工作。⑥挂线松紧适宜:橡皮筋的松紧直接影响橡皮筋对所挂组织钝性切割作用的强弱。挂线过松则橡皮筋脱落较慢,术后紧线不方便;挂线过紧则橡皮筋脱落太快,易影响肛门功能。若瘘管数目大于 2 个,则挂线应适当松些。⑦术后正确换药,这是保证切口顺利愈合的极为重要的环节。挂线未脱落前,换药时要注意对创面隧道的冲洗消毒,及时冲干净橡皮筋上附着的粪便残渣。挂线脱落后,因小儿发育迅速,肉芽生长快,每次换药要注意分离切口两侧,从基底部填塞紫草油纱条,使肉芽从基底部生长,防止假愈合。

儿童复杂性肛瘘(三)

姓名:马某　**性别:**☑男　□女　**出生年月:**2017-10-18　**民族:**回族

文化程度:无　**职业:**无　**婚姻状况:**□已婚　☑未婚

初诊时间:2022-02-17

主诉:肛旁溃口反复破溃流脓 3 年。

现病史:患儿母亲代述,3 年前患儿无明显诱因肛旁起一肿块,胀痛轻,无恶寒、发热,无腹痛、腹泻等,未予重视,未就诊;后肿块自行破溃,流出少量黄白色脓液后胀痛缓解,自行涂抹药膏(具体不详)后肿胀逐渐减轻。此后破溃口反复有少量稀薄脓液流出,每月 1~2 次,伴轻微胀痛及局部瘙痒不适。半年前,患儿破溃口旁边再次起一肿块,伴胀痛,与破溃口不相关,后肿块逐渐破溃,有黄白色脓液溢出,破溃口再次愈合,其间反复发作 2 次。今为求系统治疗,遂来我院就诊,门诊以"高位复杂性肛瘘"收住我科。

现症见:患儿肛旁一处破溃口反复有少量稀薄脓液流出,伴轻微胀痛,时有瘙痒,另一处闭合,大便每日 1 次、质软通畅,纳可,眠安,小便通畅。

既往史(过敏史):患儿既往健康,否认冠心病、高血压、糖尿病等慢性病病史;否认肝炎、结核病或其他传染病病史。预防接种史:按时按需接种。否认外伤史。有手术史:2021 年 7 月于"同心县中医医院"行"扁桃体摘除术",现恢复良好。无输血史。否认药物、食物过敏史。

辅助检查:新型冠状病毒核酸检测阴性。

专科检查:①肛检:肛门居中,外观无畸形,截石位 7 点距肛缘 3.0cm处见一大小约 1.0cm×1.0cm 肉芽肿,中央有一破溃口,挤压时有少量脓血性液体溢出,可触及一硬条索状物通向肛内;截石位 11 点距肛缘 2.0cm 处有一大小约 0.5cm×0.5cm 凹陷性硬结,可触及一硬条索状物通向肛内。②指诊:截石位 11 点处肛窦凹陷,质略硬,直肠下段未触及异常,退出指套未染脓血。③肛门镜:未查。

辨病辨证依据:患儿为男性,病属中医"肛漏"范畴。《黄帝素问宣明论方》云:"风热不散,谷气流溢,传于下部,故令肛门肿满,结如梅李核,甚者而变成瘘也。"多因过食肥甘等物,湿浊不化,热邪蕴结,下注大肠,腐肉成脓,脓成无去处而致肛旁肿块、疼痛。脓去则气血来复而痛减。舌质红,苔薄黄,脉滑数,二便调。综观四诊,本病属实证,证属湿热下注,需手术治疗,预后良好。

中医鉴别诊断:

1. 肛门部疖肿　常可在肛周皮下形成瘘管及外口,流脓,并不断向四周蔓延;检查时可见肛周皮下有多处瘘管及外口,皮色暗褐而硬,肛管内无内口。

2. 尾间痈　多发于骶尾部,初起见局部红肿,有毛发、碎骨等,病灶局限,日久可损及骶尾骨质,溃破形成窦道,与肛管组织无关。通过 X 线片及 B 超可鉴别。

西医鉴别诊断:

1. 肛门部汗腺炎、毛囊炎　常可在肛周皮下形成瘘管及外口,流脓,并不断向四周蔓延。检查时可见肛周皮下有多处瘘管及外口,皮色暗褐而硬,肛管内无内口。

2. 骶前畸胎瘤　多在青壮年时期发病,为胚胎发育异常导致的先天性疾病。病初,无明显症状,如肿瘤增大压迫直肠可发生排便困难。若继发感染,可从肛门后方溃破而在肛门后尾骨前有外口,但肛门指诊常可触及骶前有囊性肿物感,而无内口。手术可见腔内有毛发、牙齿、骨质等。

初步诊断:

中医诊断:肛漏(湿热下注)。

西医诊断:复杂性肛瘘。

诊疗计划:

1. 病情评估　患儿为男性,营养良好,生活不能自理,需家属陪护,生命体征平稳,依从性一般。

2. 肛肠科二级护理,半流质饮食,平卧位;床位用臭氧消毒。

3. 完善入院相关检查,如血常规组项、血型定型、尿液分析及沉渣定量、便常规+隐血、凝血检查、肝肾功能、HIV+梅毒、乙肝全套、丙型肝炎抗体测定、心电图、胸部 CT（筛查新型冠状病毒）、腹部彩超。因在疫情特殊时期，门诊新型冠状病毒核酸检测为阴性；经直肠腔内彩超检查以明确瘘管深度、走行。

4. 中医汤剂治疗　拟给予口服中药龙胆泻肝合剂，以清热利湿，凉血止血。方中龙胆清利肝胆湿热，黄芩、栀子清热燥湿，车前子渗湿泄热、导热下行，当归、生地黄养血滋阴，甘草调和诸药。

龙胆 10g　柴　胡 10g　泽泻 10g　车前子 10g

通草 6g　生地黄 12g　当归 12g　栀　子 10g

黄芩 10g　地榆炭 10g　槐花 10g　甘　草 9g

冷水煎，日 1 剂，分 3 次饭后温服。

5. 择期手术治疗，告知患者家属病情。

6. 辨证施膳指导　宜食清淡易消化食物，如绿豆粥、薏苡仁粥等，忌食辛辣刺激食品及饮酒。

手术过程：

1. 麻醉成功后，取右侧卧位，充分暴露肛门，术区常规消毒，并铺无菌巾。

2. 将探针于截石位 7 点肛瘘外口处探入，在左手示指指导引下，自截石位 6 点肛窦处探出，发现瘘管穿过部分肛门内括约肌，然后顺探针方向切开皮肤、皮下组织，"钝性＋锐性"切除瘘管管壁及纤维化组织，修剪创缘，切口大小约 1.5cm×3.0cm。

3. 术中见截石位 11 点处瘘管外口呈封闭状态，内口不明确。患儿家属诉暂未出现破溃流脓症状。考虑患儿截石位 7 点处切口较大，故暂不予处理。

4. 充分仔细止血后，用凡士林纱条覆盖切口，用叠形纱布加压包扎，术毕，向患儿家属告知具体病情，患儿家属表示理解。整个手术过程顺利，麻醉满意，术中出血少，术毕患者安返病房。标本送病理科做病理检查。

按语：针对儿童高位复杂性肛瘘，手术仍然是其治愈的主要手段。虽然手术方法众多，但每个术式都必然有一定的弊端，这必然存在肛门功能保护和治愈率的矛盾。该患儿可选手术方式：①肛门瘘管切开术；②高位肛瘘切开挂线术。挂线疗法在预防肛门功能损伤方面，有着不可替代的作用。然而，术后挂线太紧，则脱落快，达不到慢性切割的作用，且易产生肛门失禁或肛门移位;挂线太松则切割作用弱,影响疗效。所以,明确挂线目的,把握挂线时机,合理灵活地运用各种挂线技术,是治疗高位或复杂性肛瘘的关键所在。根据该患儿术前专科检查,拟行"肛门瘘管切开挂线术",术中尽可能保留肛周正常组织,减轻肛门功能损伤。

【点评】

肛瘘是临床上常见的一种肛肠疾病,指肛管直肠因肛门周围间隙感染、损伤、异物等病理因素形成的与肛门周围皮肤相通的异常通道。临床上大约有 0.5%~4.3% 的肛瘘和肛周脓肿患者为儿童,且多见于 3 个月至 3 岁的男性婴幼儿。但目前国内外对儿童肛瘘的报道较少,而且由于婴幼儿年龄小,容易哭闹,不易沟通,治疗配合度差,故儿童肛瘘成为临床肛肠科医师面临的棘手问题。

1. 中医学对儿童肛瘘病因病机的认识

(1) 胎毒未清:《幼科发挥》云:"儿之初生,有病多属胎毒。"《疡科心得集》云:"痘毒者,是毒发未尽,而复结为痈也。人之有生,受气于父,成形于母……是胎元之初成,即胎毒之蕴蓄,故名之曰胎毒。此毒潜伏命门,至受生以后,有触即发,无触则不发。故其发有迟速,有数月而即发者,有数岁而始发者,更有十余岁而后发者。"小儿脏腑虚弱,胎毒未清,湿热邪毒内伏,若外感湿热之邪,则内外相合为病,发为肛瘘。

(2) 与小儿的生理特点"脏腑娇嫩,形气未充"有关:一是"肺常不足",小儿肺脏娇嫩,而肺与大肠相表里,故大肠易感受外邪而发病;二是"脾常不足",小儿脾气虚弱,运化不足,若饮食不节,容易导致便秘、泄泻,而泄泻是肛瘘形成的常见诱因。此外,"肝常有余",肝气不疏,情志不调,则肝郁火旺,肝火循经下行,郁久肉腐成脓,溃后成瘘。此外,稚阴稚阳学说也认为小儿机体柔嫩,正气不足,故肛门易破损染毒,成脓成瘘。

2. 西医学对儿童肛瘘发病机制的认识 小儿骶曲发育尚未成形,两侧坐骨结节距离较近,加之肛门内括约肌紧张度弱,粪便易直接压迫肛管齿线,损伤肛管黏膜,导致细菌侵入。

(1) 机械性损伤后的继发感染:小儿肛门括约肌较松弛,肛管较短,在腹泻和擦大便时易致肛管直肠黏膜外翻,如用尿不湿、纸巾等擦伤后易发生感染,继而成脓成瘘。小儿皮肤娇嫩,使用尿不湿时若家长护理不当,未及时更换尿不湿,则局部潮湿,刺激肛周的皮肤,使毛囊、汗腺、皮脂腺感染,形成肛周皮下脓肿,若未及时治疗则易形成肛瘘。

（2）小儿机体免疫力弱，易致感染而形成肛瘘：临床研究指出，新生儿肠道局部免疫的主要成分为分泌型免疫球蛋白A（sIgA），而新生儿早期直肠黏膜sIgA分泌缺如或减少，导致直肠黏膜屏障不完善，故小儿出生后1~2个月恰是黏膜免疫功能最薄弱期。肛腺受人体性激素的影响，小儿体内有一段时期雄激素的水平较高，导致肛门部皮质腺功能亢进，腺体分泌旺盛，故皮脂腺发生细菌感染后易形成肛周脓肿与肛瘘。

3. 儿童肛瘘的特点　临床上，肛瘘多见于男性患儿。因为男婴骶曲发育不完全，直肠与肛管接近直线，粪便直接压迫肛门黏膜，尤其对坐骨结节处压力更大，若黏膜摩擦受损，细菌滋生感染，则发为肛瘘；女婴因子宫后倾，形成直肠屈曲，间接改变粪便压迫方向，故不易发生肛瘘。发病年龄多在3岁以内，且发病部位多表浅，多为低位单纯性肛瘘，好发于肛门两侧3点位、9点位。由于小儿肛腺导管多局限于黏膜下层，感染多为皮下及肛周脓肿，内口大多在肛腺处，所以大多是单纯性直行瘘管，很少出现复杂性肛周脓肿和肛瘘。而且大部分儿童肛瘘可自愈。

4. 治疗进展

（1）保守治疗：有学者认为，儿童肛瘘是时间自限性和自身自限性疾病，有自愈的可能，故早期可以进行保守治疗。国内外部分学者通过回顾分析相关病例，得出了"保守治疗为儿童肛周脓肿和肛瘘的首选"这个结论。具体的保守治疗方法有：①抗生素治疗：近年来，有部分专家提倡抗生素的早期应用，但有研究显示抗生素的使用会扰乱患儿肠道菌群，引起腹泻，导致肛瘘病情加剧。所以，抗生素只有在患儿出现发热、全身感染严重时再使用。②中药治疗：中医学认为，儿童肛瘘的病因与胎毒未清有关。根据小儿解剖生理特点，切开引流可能会导致小儿肛门畸形，肛门功能失常，所以主张小儿肛瘘不宜过早手术，宜用中药治疗，控制感染，减少复发，促其自愈。治疗方式以清内伏之胎毒为主旨，首选有健脾止泻功效的土茯苓，常配伍具有清热利湿、解毒消痈功效的黄柏、虎杖等。

（2）手术治疗：儿童肛瘘虽然有一定的自愈可能，但绝大多数仍需要手术治疗。保守治疗虽然可以避免患儿麻醉和手术的风险，但也增加了复发、病情加重和延长治疗周期的风险，加重患儿的痛苦和家长的心理负担。

1）一次性切开法：此法适用于单纯瘘管。一般用球头探针自外口探入至内口处，沿探针切开瘘管至内口，修剪内外口处，保证引流通畅。该法虽然具有疗程相对较短、引流通畅、换药方便的优点，但有可能出现轻度肛门闭合不全和不完全性失禁等后遗症。

2）切开挂线术：主要适用于内口位置较高的患儿。从外口处探入球头探针，在手指的引导下，将探针从内口处探出，划开内外口之间的皮肤，随后在内外口之间挂橡皮筋，然后修剪外口以利于引流。该术式可避免肛门括约肌受损，防止肛门变形及失禁，但橡皮筋的慢性切割会给患儿带来剧烈疼痛，且换药不方便。

3）一期切除缝合术：此法适用于无明显感染的儿童单纯性肛瘘。用探针探明内口后，沿探针钝锐交替游离至内口，完整剔除瘘管。彻底止血后，用可吸收线缝合直肠黏膜层、肌层、皮下及皮肤，不留死腔。此方式具有切口小、复发率低、恢复快的优点，但易发生切口感染。

4）V形内口缝合切缝术：将探针从内口探出后，沿外口做梭形切口，切除整条瘘管管道及周围炎性增生组织，修剪内口成V形，用可吸收缝线连续做黏膜下缝合，然后关闭内口，间断全层缝合创腔，彻底消灭残腔。

5）挂线疗法：该术式适用于儿童复杂性肛瘘的支管道。该术式与拖线疗法的术式相似，只是将拖线疗法的7号医用丝线换成橡胶条。术中用探针探明瘘管的走行后，先将主管道切开，针对所有支管道分别在其远端做一切口，两两之间挂浮线（可用7号橡胶手套剪成适当尺寸的长条作浮线）引流，术后换药时根据分泌物情况和瘘管创腔大小拆除浮线。此方法具有组织损伤小、无肛门失禁等并发症的优点，但换药时患儿不易配合。

6）经直肠内瘘管近段切除术：该术式适用于肛瘘的瘘管形成初期（3个月内）、局部无急性炎症的单纯性瘘管。术中探明内口后，环绕内口小梭形切开黏膜，游离近端瘘管达肛门括约肌肌层内，尽可能深游离近段瘘管并切除之，远端断端用可吸收线缝扎，肛门括约肌肌层、黏膜层用可吸收线间断缝合，不留死腔。

7）脱细胞真皮基质补片治疗：该方法可治疗各种类型的瘘管。术中探清瘘管并清除坏死组织后，将脱细胞真皮基质补片修剪为合适的形状，填塞瘘道，并用可吸收线将生物补片固定在直肠黏膜下，游离或不游离缝合内口。对于复杂性肛瘘，将每根瘘管分别予以填塞，并敞开外口。该法可治疗各类型小儿肛瘘，操作简单，可反复治疗，但不适用于有脓肿或感染灶的肛瘘，且费用昂贵，难以在临床广泛推广。

总之，手术是治疗小儿肛瘘的根本方法，也要注重手术时机，避免病情加重,增加患儿痛苦。同时,小儿肛瘘手术治疗的关键在于处理内口,并注意保护患儿肛门功能。由于儿童的切口恢复速度较成人快,术后换药也很重要。术后换药要遵守切口"由内至外,由深部至浅部"的愈合原则,必要时塞纱条,以防假性愈合。

混合痔(一)

姓名:罗某 **性别:**☑男 □女 **出生年月:**1957-05-19 **民族:**汉族
文化程度:初中 **职业:**工人 **婚姻状况:**☑已婚 □未婚
初诊时间:2015-12-08

主诉:便时肛门肿物脱出伴便血3年余。

现病史:患者自诉3年前因大便干燥,自感便时肛门肿物脱出,可自行还纳,无便血。自用"马应龙麝香痔疮膏""肛泰"后,肛门有物脱出感较前好转。此后,上症每于大便干燥时反复发作,脱出物渐增多,需手拖回纳。伴便血,点滴而出。用上药后,效果不佳。近4天,患者自感脱出物较前明显增多,可手托回纳。便血量多,喷射而出,色鲜红,便后出血自止。遂来我院就诊。门诊以"混合痔"收入院。

现症见:便时肛门有物脱出,手托可回纳肛内。便血喷射而出,便后出血自止。大便略干,小便调,纳可,寐安。

既往史(过敏史):否认冠心病、高血压、糖尿病、高脂血症、中风、痛风、青光眼等病史,否认肺结核、肝炎等传染病病史,否认外伤、输血史,否认药物、食物过敏史。

专科检查:①肛检:肛门居中,外观无移位,截石位11—1点、3—5点、7—9点肛缘处各有大小约1cm×1.5cm、2cm×2cm、2cm×2.5cm的皮赘增生,色如常,质软,无痛。②肛镜下:截石位11—1点、3—5点、7—9点齿线上黏膜隆起,表面充血光滑。其中,7—9点、11—1点齿线上黏膜与同位增生皮赘融合成团。③指诊:肛管内未触及肿物,指套未染血。

实验室检查:暂无回报。

辨病辨证依据:患者男性,病属中医"痔"范畴。饮食不节,湿热内生,下注肛门,加之肛门局部气血纵横,经络交织,发为痔;日久气虚固摄失司,病灶脱出肛外,热迫大肠而便血。舌红,苔黄腻,脉弦滑。综观四诊,本病属实,位在大肠,证属湿热下注,需手术治疗,预后良好。

鉴别诊断：

1. 肛乳头肥大　脱出物常是单个、呈鼓槌状，无出血，局部检查可见肛内齿线处有乳头状肿物突起，大小不一，有的有蒂，表面呈黄白色，为上皮覆盖，质较硬。

2. 直肠息肉　表现为慢性无痛性便血，多附于粪块表面或混有黏液，局部检查可见直肠黏膜有息肉样肿物隆起，带蒂或呈乳头状，可脱出肛门外。多见于儿童。

初步诊断：

中医诊断：痔（湿热下注）。

西医诊断：混合痔。

诊疗计划：

1. 二级护理，普食。

2. 完善各项检查，择期手术。

3. 适寒温，调情志，节饮食，保持大便通畅。

治法：以手术为主，辅以中药熏洗、预防感染治疗。具体手术方法如下：

吻合器痔上黏膜环切术（PPH）：患者取右侧卧位，充分暴露肛门，用0.5%碘伏棉球对肛周进行常规消毒后，铺无菌洞巾，待麻醉效果满意后，开始手术。肛门指诊并扩肛后，用0.5%碘伏棉球再次对肛管进行消毒，随后插入扩肛器，用7号丝线自4个象限固定，套入缝扎器，在齿线上约4cm处做一圈黏膜下荷包缝合，然后插入钉座头，收紧荷包，连接吻合器及组件，插入引线器，引出荷包线，打结，顺时针旋转吻合器尾部旋钮，使吻合器头部与吻合器接触紧密，使黏膜组织进入枪槽内，击发吻合器，并使其保持闭合状态约1分钟，逆时针旋转半圈，取出吻合器，观察吻合口10—11点区域有一处活动性出血，给予跨吻合口8字缝扎，未见明显渗出和出血。观察切除组织均匀，未见肌层组织，宽度约1.5~1.8cm，送病理科做病理检查。术程顺利，出血不多。撤除扩肛器后，见截石位7点肛缘皮肤回收不理想，故做V形切口，切除多余皮赘及剥离迂曲痔外静脉丛。整个术程出血约8ml。最后将引流管置入肛内，用凡士林纱条覆盖切口，用叠形纱布加压包扎，安返病房。术后给予抗感染、止血、补液对症治疗。

按语：痔是肛肠科常见疾病。现代流行病学调查显示，我国居民痔的发病率在52.8%左右，居肛肠科疾病之首；针对痔的治疗方法也是多种多样，痔不同则治不同。此例患者肛垫功能存在，针对肛垫功能存在的痔,可以采取现代微创术式 PPH 进行治疗。此种术式自问世以来,因患者痛苦小、恢复快,得到了肛肠外科医师的青睐。本例患者采取 PPH 治疗后,发现肛缘皮赘回收不理想,故结合外痔切除术治疗,术后恢复满意。

【点评】

现代认为,盆底动力学改变、Treitz 肌退行性改变和肛垫动静脉吻合调节障碍是痔的起因。治疗的目的不是消除痔本身而是减轻或消除症状,并非根治术,此为吻合器痔上黏膜环切术(PPH)设计的出发点。该技术的原理是,将痔上方的直肠黏膜环形切除,并同步完成切口吻合,使脱垂的肛垫回缩复位,肛管黏膜与肛门括约肌之间的局部解剖关系得以恢复,从而改善肛门的自制功能,降低肛管内压,可消除痔核脱垂的症状,然而没有破坏肛垫组织,保留了肛管、直肠对肠内容物的识辨功能,同时可避免术后肛门狭窄、大便失禁、精细控便功能障碍等的发生。通过切断直肠下动静脉的终末分支,减少痔核的供血量,从而缩小痔核,进而减少粪块对黏膜的损伤刺激,去除痔核出血的主要原因。吻合口位于齿线以上1.5~2.0cm 区域,由于此区域躯体感觉神经少,故可明显减轻术后肛门疼痛和不适。

对手术操作的几点体会:①要充分扩肛,用手指逐渐持续扩大肛门。在插入肛管扩张器前,首先钝性牵开外痔,以便扩张器顺利插入到适当深度。②扩肛器的固定:可由助手固定或用缝线固定。用缝线固定较为合理,既可避免肛周皮肤内翻,使齿线抬高,术野变深,又可免于助手固定,有利于其配合手术。③荷包缝合线的高度和深度是本手术的关键。根据痔脱垂的具体程度,在齿线上 3.0~4.0cm 行荷包缝合,缝线应全部潜行黏膜下层并保持在同一水平,一般行单荷包缝合即可。吻合太高则对直肠黏膜和肛管的悬吊作用欠缺,吻合太低又会出现术后疼痛。荷包缝线深度要适当,太浅易造成缝合线撕脱,黏膜切除不够,难以阻断痔区的血供;太深易导致阴道后壁损伤、疼痛、感染及肛管狭窄等。④统计资料显示,出血是 PPH 最常见的并发症,也是术后最严重的并发症,有因大量出血须再次行止血术,甚至导致失血性休克者。本例手术吻合后有一处搏动性出血,予以黏膜下"8"字缝扎。因此,术中吻合口的检查止血十分重要。无论是搏动出血或渗血,我们均以可吸收线行跨吻合口的"8"字缝扎,不但可以止血,还可以固定吻合口。

与传统手术相比,PPH 具有手术简单、时间短、术中出血少,疗效明显,术后肛门疼痛轻、持续时间短,水肿发生率低,术后住院时间短,肛门狭窄、大便失禁及痔核复发等并发症少等优点,已得到普遍认可。

混合痔(二)

姓名:宋某　**性别:**☑男　□女　**出生年月:**1956-08-19　**民族:**汉族
文化程度:小学　**职业:**无　**婚姻状况:**☑已婚　□未婚
初诊时间:2020-10-28
主诉:便后肛门肿物脱出年余,加重 2 个月。
现病史:患者 1 年前无明显诱因出现便后肛门肿物脱出,可自行还纳,未予重视。2 个月前因自觉便后肛门肿物脱出较前增大,需用手还纳,故就诊于当地医院,予内痔注射器抽血治疗后,内痔较前缩小,母痔区出现溃疡面,伴有排便时疼痛,厕纸带血,色鲜红,自行应用痔疮膏、痔疮栓,效果差。平素大便 2~3 天 1 行、质干、呈球状,现口服麻仁润肠丸辅助排便。患者为求进一步治疗,就诊于我科门诊,以"混合痔"收住入院。
现症见:便后肛门肿物脱出,需用手还纳,大便 2~3 天 1 行、质干、呈球状,需口服麻仁润肠丸辅助排便,排便时肛门疼痛,厕纸带血,色鲜红。纳可,眠差,需口服药物助眠,小便调。
既往史(过敏史):慢性前列腺肥大 5 年余,现口服盐酸特拉唑嗪片 1mg、1 次 / 晚,非那雄胺片 5mg、1 次 /d。40 年前于当地医院行"肛瘘切除术";30 年前于当地医院行"阑尾切除术";8 年前因室上性心动过速于中国医学科学院阜外医院行"射频消融术"。否认肝炎、疟疾、结核病等传染病病史,否认高血压、冠心病、糖尿病、脑血管病、精神病等病史,否认外伤史、输血史,否认过敏史,预防接种史不详。
中医四诊:神色自如,形体正常,语声清,气息平,舌质红,苔黄腻,脉弦滑。
辅助检查:(膀胱截石位)①视诊:肛缘一周可见皮肤环形隆起,以 11 点处为著,无充血、水肿。②指诊:肛门括约肌功能无异常,齿线上 3 点、7 点、11 点处分别可触及柔软光滑包块。指套未染血。③镜检:齿线上黏膜色红,3 点、7 点、11 点齿线上下可见黏膜皮肤隆起,连成一体。
辨证分析:患者主因"便后肛门肿物脱出年余,加重 2 个月"入院,病属中医"痔"范畴。患者平素饮食不慎,损伤脾胃,致湿热之邪内蕴,湿热下注,加之上厕努责,日久血脉怒张,发为痔。舌质红,苔黄腻,脉弦滑,均为湿热之象。综观脉症,患者病位在肛门、直肠,病性属实,证属湿热下注。

中医诊断:痔(湿热下注)。

西医诊断:混合痔,便秘,前列腺增生。

治法:

1. 肛肠科二级护理,普食。

2. 完善各项检查,拟行混合痔外剥内扎术+内痔硬化剂注射术。

3. 术后予左奥硝唑氯化钠注射液 0.5g 静脉滴注、每日 2 次,氯化钠注射液 100ml+头孢唑肟钠 1.5g 静脉滴注、每日 2 次,以联合预防感染;氯化钠注射液 250ml 静脉滴注、每日 1 次,以补液;地奥司明片 2 片,口服,每日 2 次,以消肿;裸花紫珠分散片 2.5g,口服,每日 3 次,以止痛止血、清热解毒;痛血康胶囊 3 粒,口服,每日 3 次,清热凉血,化瘀止血。

4. 嘱患者 24 小时少动,控制排便。

5. 外用化腐生肌药,促进切口愈合。

6. 适寒温,调情志,节饮食。

7. 消肿止痛汤加减,以清热解毒、凉血消肿。拟方如下:

蒲公英 15g　生侧柏叶 12g　花　椒 6g　苦　参 15g
芒　硝 30g　麸炒苍术 15g　生地榆 20g　防　风 12g
关黄柏 12g　赤　芍 12g　生甘草 12g　五倍子 15g

共 7 剂,术后水煎坐浴,每日 1 剂。

8. 手术过程　麻醉成功后,取右侧卧位,肛周常规消毒铺巾。用弯钳钳夹截石位 11 点处混合痔的外痔部分,剥离混合痔外痔部分肛门内外括约肌间沟处,切口由两侧向内侧缓慢收缩,直至剥离混合痔内痔部分至齿线上 1.0cm 处,再用弯钳钳夹痔核基底部,用 7 号丝线做"8"字缝扎,结扎痔核基底部,切除多余痔核,残端保留 0.5cm,最后用 3-0 丝线间断半闭锁缝合创面基底部,充分仔细止血;同法处理截石位 3 点、7 点处混合痔,指诊肛门可容纳 2 指。肛门镜下再次消毒,将消痔灵稀释后,分别于截石位 3 点、7 点、11 点处痔核残端注射,最后缓慢退出肛门镜。用凡士林纱布覆盖创面,用叠形纱布加压包扎,用胶布固定,安返病房。标本送病理科做病理检查。

按语:混合痔是肛肠科常见病、多发病,保守治疗无效后,可采取手术治疗。术后切口疼痛、出血、水肿、肛门狭窄、肛门坠胀等并发症使患者较痛苦,延长了住院时间,增加了经济负担。此例患者采用改良外剥内扎术联合内痔硬化剂注射术治疗,术前精心准备,术中操作精细,肛管皮肤损伤较少,尽可能多地保留了肛管皮肤,术后创面小、出血较少、痛苦轻。再加上术后应用中药坐浴清热解毒、凉血消肿,联合应用抗生素等,有效避免了并发症的发生。

【点评】

混合痔是痔发展的严重阶段,治疗方法包括药物保守治疗和手术治疗,其中手术治疗可达到迅速解除症状和保护肛门功能的目的。术后多种因素可造成淋巴及静脉回流障碍,其中肛门内括约肌痉挛是造成术后肛门水肿、疼痛的主要原因。

随着医疗技术和理念的不断更新,预防混合痔术后常见并发症的关键有以下几点:①尽量使用剪刀及手术刀切割与剥离,除止血外,不使用电刀,以避免电刀附带的热损伤(电刀产生的局部温度可达 200~1 000 ℃)。②尽可能少切除肛管皮肤,减小创面,既可尽量避免肛门狭窄,又可使术后创面受到的不良刺激最小。③松解、切断部分痉挛的肛门内括约肌,使术后肛门可容纳 2 指,以解除术后的肛门内括约肌痉挛,使血液循环畅通,排便时肛门口压力减小。④潜行剥离两边创缘的皮下静脉丛或结缔组织时,要做到干净、彻底,否则残留痔组织内的静脉及淋巴管液回流障碍可导致术后水肿。⑤减小每个切口的宽度,多做几个窄长的分段切口,以充分引流。

我们采用改良的混合痔外剥内扎术,取得了良好的临床疗效,减少了外剥内扎术后因切口疼痛、水肿、肛门狭窄等并发症导致的二次手术等。

直 肠 癌

姓名:武某　　**性别:**□男　☑女　　**出生年月:**1951-05-11　　**民族:**汉族

文化程度:小学　　**职业:**无　　**婚姻状况:**☑已婚　　□未婚

初诊时间:2021-10-20

主诉:肛门坠胀 1 年,加重伴便血 1 个月。

现病史：1 年前，患者无明显诱因出现肛门坠胀感，无肛周疼痛，无瘙痒。未予重视，未规律治疗。1 个月前，患者无明显诱因出现上述症状加重，伴便血，量少，色鲜红，就诊于当地医院，完善相关检查后，诊断为"直肠肿物"，建议住院治疗。现患者为求进一步治疗，由门诊收入我科。

现症见：肛门坠胀，偶有便血，色鲜红，偶有肛周疼痛，肛门口无异物脱出，纳可眠差，大便 1 次/d，质软成形，小便调。自发病以来，体重未见明显下降。

既往史(过敏史)：否认肝炎、疟疾、结核病等传染病病史，否认高血压、冠心病、糖尿病、脑血管病、精神病等病史，否认手术史、外伤史、输血史，否认过敏史，预防接种史不详。

中医四诊：神色自如，形体正常，语声清，气息平，舌质红，苔黄腻，脉弦滑。

辅助检查：(膀胱截石位)①视诊：肛门居中，外观无畸形。②指诊：肛门括约肌功能无异常，距肛门约 6.0cm 处可触及一质硬肿物，表面凹凸不平，基底移动度差，退指指套染少许暗红色血液。

辨证分析：患者主因"肛门坠胀 1 年，加重伴便血 1 个月"入院，病属中医"锁肛痔"范畴。患者素体孱弱，平素饮食不慎，损伤脾胃，脾胃功能受损，致湿热之邪内蕴，湿邪不去，聚而为积，日久发而为病。舌质红，苔黄腻，脉弦滑。综观脉症，患者病位在肛门、直肠，证属禀赋不足。

中医诊断：锁肛痔(禀赋不足)。

西医诊断：直肠癌。

治法：

1. 肛肠科一级护理，禁食。

2. 完善各项检查，拟行腹腔镜下直肠低位前切除术(Dixon 手术)。

3. 术后予氯化钠注射液 100ml+头孢唑肟钠 1.5g 静脉滴注，每日 2 次，以联合预防感染；脂肪乳氨基酸葡萄糖注射液 1440ml 以补液，氯化钠注射液 250ml(静脉滴注，每日 1 次)以补液，5% 葡萄糖注射液 500ml+氯化钾 3.0g+维生素 B_6 静脉滴注以补充电解质。

4. 尿管、引流管护理，记 24 小时出入量。

5. 嘱患者继续禁食，卧床，制动。

6. 监测生命体征,复查电解质、肝肾功能、血常规。

7. 向患者及其家属交代病情。

按语:直肠癌是消化道最常见的恶性肿瘤之一,男性发病率高于女性,发现后及时完善相关检查,治疗上优先考虑手术切除,如手术不能切除,可采取其他放化疗等措施,为手术治疗创造条件。随着现代医学的发展,腹腔镜应用的推广,结直肠肿瘤大多在腹腔镜下即可完成,术后切口疼痛轻、恢复快,住院时间短,减轻了患者的痛苦,节省了住院费用。术后联合中药内服,可极大提高患者生活质量,获得了患者的一致好评,提高了中医药在围手术期的应用范畴。

【点评】

直肠癌是常见消化道恶性肿瘤,发病率在消化道恶性肿瘤中一直居高不下,同时也是最容易发现的恶性肿瘤之一。如何认识直肠癌,一定要系统地从概念、分型、临床表现、治疗方法等方面进行学习。

1. 直肠癌的定义及流行病学 直肠癌是指从直肠乙状结肠交界处至齿线之间的癌,是消化道最常见的肿瘤之一。我国直肠癌的发病率随年龄增大而呈上升趋势,40~80岁为高发年龄,男性高于女性,城市地区高于农村地区。

2. 疾病类型

(1) 大体分型(肉眼形态)

1) 溃疡型:肿瘤形成深达或贯穿肠壁肌层的溃疡,肿瘤向肠壁深层生长并向周围浸润,转移较早。

2) 隆起型:肿瘤主体向肠腔突出,肿块增大时表面可有溃疡,向周围浸润少。

3) 浸润型:肿瘤向肠壁各层浸润,使局部肠壁增厚,肠腔狭窄,但表面常无隆起或溃疡。

(2) 组织学分类

1) 腺癌:为直肠癌中最常见的病理分型,又可以分为管状腺癌、乳头状腺癌、黏液腺癌和印戒细胞癌。

2) 腺鳞癌:相对少见,亦称腺棘细胞癌,肿瘤由鳞癌细胞和腺癌细胞构成,主要位于直肠下端和肛管。

3) 未分化癌:癌细胞呈片状或团状,不呈腺管样结构,细胞排列无规则,预后差。

（3）疾病分期（TNM 分期）：根据直肠癌侵犯程度（T 分期），局部淋巴结转移情况（N 分期）和远处转移情况（M 分期），对直肠癌进行分期。目前，国际上通用的是美国癌症联合委员会（AJCC）/国际抗癌联盟（UICC）制定的第 8 版结直肠癌 TNM 分期系统。根据 TNM 分期，结直肠癌按严重程度可分为 0~Ⅳ期。

1）早期结直肠癌（0~Ⅰ期）：原发肿瘤仅局限于黏膜内或黏膜下层，无淋巴结转移及远处转移。

2）Ⅱ期直肠癌（Ⅱ期）：原发肿瘤侵犯肠壁肌层，无淋巴结转移及远处转移。

3）Ⅲ期直肠癌（Ⅲ期）：无论原发肿瘤侵犯深度，存在区域淋巴结转移，但无远处转移。

4）Ⅳ期直肠癌（Ⅳ期）：肿瘤转移至其他器官，如肝、肺、骨和脑的转移；腹腔种植转移，远处淋巴结转移，如锁骨上淋巴结转移。

3. 病因　直肠癌的病因很复杂，可能是环境、饮食、生活习惯和遗传因素共同作用的结果。

（1）基本病因：直肠癌的病因尚不明确，多数由腺瘤性息肉演变而来，经历增生、腺瘤、癌变各阶段及相应的染色体改变，癌变涉及多基因。

（2）诱发因素：饮食因素、遗传因素、年龄因素、化学致癌物质、生活方式、消化道疾病、寄生虫等。

4. 临床表现

（1）典型症状：早期症状不明显，病灶进展后会影响排便，或癌肿破溃出血时才出现症状，包括排便习惯改变、便意频繁、肛门下坠感、里急后重等。随着病程进展，开始出现便血、大便变细、肠梗阻等。

（2）伴随症状：体重下降及消瘦是直肠癌最常见的伴随症状。长期腹胀、腹痛，影响消化吸收功能，引起营养不良，故体重明显下降，甚至严重消瘦。癌肿侵及骶神经丛时，甚至可以导致肛门失禁、下腹或腰骶部持续疼痛；侵犯前列腺、膀胱时，可引起血尿。如癌肿转移至其他脏器，可导致肝功能受损、黄疸、呼吸困难或骨痛等。

5. 诊断与鉴别诊断

（1）诊断：患者出现临床症状，结合相关检查，一般可以确诊。

1）体格检查：直肠指检是临床体格检查中最简单、最直接、最有效的手段。80% 的直肠癌可以通过直肠指检触摸到。对于低位直肠癌，直肠指检的检出率更高。

2）内镜检查：根据检查部位不同，可分为肛门镜检查、直肠乙状结肠镜检查和结肠镜检查。相比较而言，结肠镜的适用性更高。结肠镜可以完整观察整个大肠情况，可以通过镜下活检明确病理诊断。已确诊的直肠癌患者，手术前也必须行结肠镜检查，因为结直肠癌中有 5%~10% 为多发癌，术前行结肠镜检查可帮助医师制订手术方案。

3）实验室检查：实验室检查可作为辅助参考指标，或作为初筛的一种检查手段，主要包括大便隐血试验、肿瘤标志物检查、癌胚抗原（CEA）及 CA19-9 检测，虽然对发现早期直肠癌的作用相对局限，但可以作为评估肿瘤符合度的一种手段，以及作为监测术后复发的手段。

4）影像学检查：直肠癌病理诊断明确后，为进一步明确临床分期，以便评估和制订治疗方案，可进行以下检查。

盆腔 CT：直肠癌分期及预后判断较好的方法之一，在了解直肠癌外侵程度、是否有淋巴结转移、判断肿瘤可切除性等方面具有重要意义。

MRI：不仅能评估淋巴结转移情况，更重要的是能够分辨直肠系膜是否受累。

PET-CT：主要在两种情况下使用，一是已有淋巴结转移的直肠癌，二是术后检查怀疑有直肠癌复发或转移的患者。

（2）鉴别诊断：直肠癌应与痔、结直肠息肉、功能性便秘、炎性肠病等疾病进行鉴别。

1）痔：痔是肛周常见良性疾病，临床主要表现为无痛性便血，血色鲜红，一般量不多，多为手纸染血、滴血或射血等，大便本身不带血，便血多为间歇性，大便干结或进食辛辣刺激之品后更明显，不伴有腹痛、腹胀，大便性状多无改变，直肠指检无明显肿块，指套一般不染血。

2）直肠腺瘤：临床可见便血或粪便潜血试验阳性，腹痛、腹胀、便血等症状比直肠癌少见，息肉较大可脱出肛外，直肠指检可扪及肠腔内柔软球形肿物，有蒂或无蒂，表面光滑，移动度好。直肠癌通常呈质地较硬的肿块，一般无蒂。

6. 治疗　直肠癌的治疗应遵循个体化综合治疗原则。医师会根据患者身体状态、肿瘤的病理类型和侵犯范围（分期），有计划地应用多种治疗手段，以期最大程度地根治肿瘤，提高治愈率。

直肠癌侵犯范围不同，治疗原则也相应不同：

● 极早期直肠癌患者在内镜治疗下可以获得良好的治疗效果。

● 早期直肠癌外科手术治疗可以达到根治的目的;中晚期直肠癌通过以手术为主结合放疗、化疗的综合治疗,可以使其中一部分患者达到根治的目的。

● 对于不能做手术或不可行手术治疗的局部晚期直肠癌患者,根治性放化疗的综合治疗模式可以改善患者生存质量和生存时间。

● 复发或远处转移性直肠癌患者,可以采取化疗、放疗、靶向治疗、手术、介入治疗等多种手段综合治疗的方式,来延长患者的生存期。大多数恶性肿瘤若发生转移,一般生存期会相对较短,但若直肠癌的转移相对局限,在采取积极的治疗模式后,患者仍然可以取得较长时间的生存。

(1) 急性期治疗:若直肠癌原发灶合并穿孔、出血、梗阻等急性症状,符合急诊手术指征,可考虑急诊手术处理。

(2) 一般治疗:对于直肠癌的一般治疗,需要注意的是营养支持治疗。绝大部分恶性肿瘤患者存在营养不良的情况,而以直肠癌为代表的消化道恶性肿瘤患者出现营养不良的概率更高。患者每日需要摄入营养的多少以及形式,医师会根据患者的身高、体重、营养吸收及耐受情况综合考虑。直肠癌患者在进行营养支持治疗的同时,应注意防范肠梗阻的发生,故应进食相对容易消化的流质、半流质饮食,避免进食容易引起胀气的食物,如豆浆、牛奶等。此外,疼痛管理也是直肠癌患者一般治疗的重要组成部分。医师会进行疼痛评估,综合、合理治疗疼痛,积极预处理止痛药物的不良反应。

(3) 靶向药物治疗:治疗直肠癌的靶向药物主要有贝伐珠单抗、西妥昔单抗。

1) 贝伐珠单抗:贝伐珠单抗可与血管内皮生长因子(VEGF)结合,抑制肿瘤血管内皮细胞的增殖和新生血管形成,也可抑制肿瘤转移。贝伐珠单抗联合化疗是转移性直肠癌患者的一线治疗方式,可以明显延长患者的生存期。贝伐珠单抗还可以联合用于转移性直肠癌的术前化疗/术前放化疗,使肿瘤更易切除,或使原来不能行手术治疗的患者获得手术机会。

2) 西妥昔单抗:西妥昔单抗通过与表皮生长因子(EGF)受体结合,阻断细胞内信号转导途径,从而抑制癌细胞的增殖,诱导癌细胞凋亡。

(4) 手术治疗:手术治疗在直肠癌的治疗当中处于核心地位,不仅早期患者在手术治疗后可获得长期生存,而且对于局部复发或远处转移较为局限的患者,在进行放化疗等治疗后再进行手术治疗,也可获得较好的生存期。

1)术前讨论:外科医师将根据患者的病情、肿瘤的位置和分期以及患者既往患有的其他疾病情况,决定手术开口和手术方式,以尽量做到肿瘤和区域淋巴结的完全性切除。

2)术前评估:手术之前,医师会先进行手术风险评估,包括心功能评估、肺功能评估、肝肾功能评估和营养状态评估。

3)手术术式:对于中下段直肠癌的根治,推荐"直肠全系膜切除术",也称"直肠周围系膜全切除术";顾名思义,切除范围比较大。因为65%~80% 的患者存在直肠周围的局部病变,包括直肠周围直接浸润和肠周淋巴结转移或直肠血管周围淋巴结转移,而所有这些局部病变均在盆腔脏层筋膜范围之内。

4)手术方式:当前有常规开腹手术、腹腔镜手术和机器人手术。在大多数情况下,机器人手术和腹腔镜手术相对于常规开腹手术,具有创伤小、恢复快、术后神经功能好(排尿功能和性功能等)的优势,并可以减少手术并发症。

5)保肛问题:保肛手术不仅可以保留患者正常排便的功能,对于患者的精神也是重要慰藉。一般而言,肿瘤距离肛缘越近,保肛手术的成功率越低;在手术前行放化疗,使肿块缩小,可让一部分患者有望获得保肛机会。确保肿瘤的完全切除和确保肛门功能的保留是保肛的前提,而保肛与否,主要依据外科医师对患者自身条件和直肠癌特征的综合判断。

6)术后护理:通常来说,患者术后应适当禁食,此时需提供足够的肠外或肠内营养支持。当患者恢复肛门排气后可考虑经口进食,开始应以流质饮食为主,逐步过渡,注意少食多餐,避免一次性进食过多引起的腹胀、消化不良等情况。

7)术后康复:应当坚持呼吸功能锻炼,推荐术后即开始自主咳嗽、排痰及深呼吸等,目的是防止肺不张与肺部感染;应当早期下床活动,减少肠粘连和预防血栓形成,以利于术后康复。

(5)中医治疗:直肠癌的治疗,在中医学中当首先辨虚、实、寒、热。概而言之,大便色暗红或黏液脓血便、肛门灼热、里急后重、腹痛拒按,多为实证、热证;面色无华、气短乏力、腰膝酸软、形寒肢冷,多为虚证、寒证。但临床上多为虚实夹杂、寒热并见之证,临证时应当四诊合参,细心分析。

直肠癌可以辨证为以下几型：

气滞血瘀：治以理气活血、祛瘀散结，方选桃红四物汤合失笑散加减。

湿热瘀结：治以清热利湿、解毒消肿，方选槐角地榆丸加减。

气血两虚：治以健脾益气、补血养血，方选八珍汤加减。

脾肾亏虚：治以健脾温肾、益气固泻，方选参苓白术散合肾气丸加减。

(6) 前沿治疗：免疫检查点抑制剂治疗。

近年来，国外有临床研究初步观察到，免疫检查点抑制剂在转移性直肠癌二线治疗及术前治疗中虽然取得了令人鼓舞的疗效，但获益人群仅适用于微卫星不稳定或错配修复基因缺陷（MSI/dMMR）的患者，且这部分患者仅占所有患者的 5%~8%。更多的免疫检查点抑制剂治疗直肠癌的相关研究尚在国内外开展中，有望在未来成为直肠癌治疗的有效选择。

(7) 放疗 / 化疗

1）放疗：放疗是直肠癌综合治疗的重要组成部分，主要包括新辅助或辅助放疗、根治性放疗、转化性放疗和姑息性放疗。

新辅助放疗：是指在手术前进行放疗，主要针对局部晚期直肠癌。新辅助长程同步放化疗结束后，推荐间隔 8~12 周再进行根治性手术；短程放疗（25Gy/5 次）联合即刻根治性手术（放疗完成后 1~4 周内），推荐用于 MRI 或超声内镜诊断的 T_3 期直肠癌。

辅助放疗：指手术后进行放疗，可以预防肿瘤复发。

根治性放疗：对于某些不能耐受手术或有强烈保肛意愿的患者，可以试行根治性放疗或放化疗。

转化性放疗：对于复发、转移或初始不可手术并有潜在接受根治性切除机会的患者，建议行转化性放疗，有可能使不能手术的患者获得手术机会。

姑息性放疗：姑息性放疗的适应证为无法手术根治原发灶、局部区域复发和 / 或远处转移。姑息性放疗可以在一定程度上缓解肿瘤病灶引起的疼痛，控制肿瘤生长，提高生活质量。

放疗在帮助患者获得手术机会、预防术后复发，以及缓解复发 / 转移的直肠癌患者的症状方面，都有较广泛的应用。

2）化疗：化疗使用化学药物杀灭癌细胞达到治疗目的。有科学研究显示，直肠癌可能在疾病早期就存在远处转移，而化疗可以消灭这些远处转移的微小病灶，从而延长患者复发和转移的时间。在行化疗之前，医师会评估患者的身体情况及合并症，如在化疗开始前 1 周内行血常规、肝肾功能、心电图等检查,确认心、肝、肾和造血功能无明显异常,且患者应无活动性消化道出血、胃肠梗阻、胃肠穿孔、栓塞、休克等严重并发症。

治疗直肠癌的常用化疗药物有5-氟尿嘧啶、亚叶酸钙、盐酸伊立替康、卡培他滨、奥沙利铂、雷替曲塞等。对于可以根治性切除的肿瘤,手术之后使用的化疗称辅助化疗。对于高危Ⅱ期或Ⅲ期直肠癌患者推荐术后行辅助化疗,因术后辅助化疗可以使患者的 3 年无复发生存率、3 年总生存率都高于术后不行辅助化疗的患者。化疗还可以应用于治疗后复发或转移的患者,并且化疗与靶向药物的结合使晚期直肠癌的治疗反应率和生存率都极大提高,如晚期直肠癌患者经过积极治疗,可显著延长中位总生存期(50% 的患者可以达到的生存期)。此外,化疗还可以使直肠癌肿块缩小,让原本不能手术的患者获得手术机会。

(8) 手术并发症

1) 肠穿孔:当肿块过大、浸润过深时,内镜切除过程中容易损伤肠道导致肠穿孔。若发生肠穿孔,则应转为外科手术并切除病变肠道。通常因手术止血不确切或手术缝线脱落引起,术后应观察是否有出血,以及心率、血压改变情况,如发现异常,及时报告医师。

2) 吻合口瘘:作为直肠癌术后最严重的并发症,吻合口瘘是由于各种原因导致的肠管吻合口组织不完整而形成的。引起吻合口瘘的原因有患者因素,如糖尿病、营养不良、免疫缺陷、长期服用激素、肿瘤较大、肿瘤位置处于中低位等;另外,术中吻合张力过高、吻合口供血不良等也是导致吻合口瘘的原因。

3) 肺不张与肺部感染:因手术时间过长、患者呼吸功能较差或手术的人工气腹,影响患者的通气功能,从而出现肺不张与肺部感染。因此,非常强调患者术后早期开始自主咳嗽、排痰及深呼吸等。

(9) 放疗并发症

1) 肠穿孔、肠出血:是直肠癌晚期以及放疗最严重的并发症,与肿瘤侵犯广泛、肿瘤消退快、患者营养状况差及肠道接受放射过多有关,临床表现为发热、腹胀腹痛、肛门停止排气排便等。

2) 放射性肠炎:放疗期间多数患者会出现放射性肠炎,主要表现为里急后重、肛门坠胀感、腹泻加重。

(10) 化疗不良反应

1) 胃肠道反应:化疗相关恶心呕吐可发生于化疗后数小时或数天,给予止吐药物后可缓解。

2）骨髓抑制：化疗后可出现白细胞计数、血小板计数、血红蛋白含量下降，化疗后加强营养可恢复至正常；若骨髓抑制严重，则需要到医院就诊治疗。

7. 复发／转移　恶性肿瘤的复发／转移为其固有特征。理论上来说，一旦患者被诊断为恶性肿瘤，不论其分期早晚及治疗后时间长短，都有复发／转移的可能。一般来说，恶性肿瘤患者发生复发／转移，往往是预后不佳的提示，预期生存期短。但直肠癌患者若转移较为局限，经积极治疗也有获得较好生存期的可能。

直肠癌主要转移途径：淋巴结转移、血行转移和腹腔种植转移。常见的血行转移部位为肝、肺、脑及骨。

直肠癌一般首先出现的是盆腔内周围淋巴结转移，最常出现的远处转移部位是肝。约有半数直肠癌患者在病程中发生肝转移，其中30%左右为原发灶根治性切除后发现的异时性肝转移，另有约25%在初次诊断直肠癌时便可发现肝转移（即同时性肝转移）。

● 对于肝转移灶初始可切的同时性肝转移患者，在原发灶无出血、梗阻症状或无穿孔时，肝转移灶在技术上切除容易，并且不存在不良预后因素者，可考虑行肝肠同期／分期切除术。

● 若肝转移灶初始可切，但在技术上切除较难，并且存在不良预后因素时，针对肝转移灶可先行新辅助治疗，然后择期行肝转移灶切除术。

● 若肝转移灶初始不可切，可考虑行转化治疗，争取将不可切转化为可切。一般而言，肝转移灶能成功切除者，其预后较不能切除者可明显改善。

8. 预后　直肠癌的预后取决于疾病临床分期、病理组织学情况和手术能否根治等因素。分期不同，预后也不同。

● 早期直肠癌患者（局限于黏膜层的 T_1 期肿瘤，无淋巴结转移）术后5年生存率可达90%，但存在一定复发风险（复发风险约为1.2%~4.9%）。

● 对于局部进展期直肠癌（Ⅱ~Ⅲ期），在经过手术、放化疗等综合治疗后，5年生存率为50%~78%。

对于局部复发或远处转移较为局限的患者，在进行放化疗等治疗后进行手术治疗，也可获得较好的生存期。广泛转移的患者可以选择化疗、靶向治疗、中医药治疗及免疫治疗等多种手段，以延长患者生存期。

9. 日常病情监测　大便性状和排便习惯的监测是直肠癌患者病情监测的重要部分，如果又出现大便形状改变、大便带血、腹泻、发热等情况，可能出现病情变化,需要及时就医。体重是衡量直肠癌患者病情变化及康复情况的重要指标。直肠癌患者应当监测体重变化,若无明显原因体重出现下降,应当及时就诊。

直肠癌治疗后均推荐定期随访:

● 定期监测 CEA、CA19-9,每 3~6 个月 1 次,共 2 年;然后每 6~12 个月 1 次,共 5 年;5 年后 1~2 年 1 次。

● 胸部、腹部及盆腔 CT 或 MRI 检查,每半年 1 次,共 2 年,然后每年 1 次,共 5 年。

推荐术后 1 年内进行结肠镜检查,如果术前因肿瘤梗阻无法行全结肠镜检查,则于术后 3~6 个月检查;每次肠镜检查若发现进展期腺瘤(绒毛状腺瘤,直径大于 1cm,或有高级别不典型增生),需在 1 年内复查;若未发现进展期腺瘤,则 3 年内复查,然后每 5 年复查 1 次。

● PET-CT 不是常规推荐的检查项目。对已有或疑有复发及远处转移的患者,可考虑行 PET-CT 检查,可检查出或影像学排除复发转移。

10. 特殊注意事项 直肠癌患者应当格外注意饮食情况。直肠癌患者手术、放疗等治疗后会一定程度造成肠腔狭窄和肠道蠕动功能障碍及肠粘连,故进食当以易消化食物为主,应当保持大便通畅,警惕肠梗阻的发生。

若发生腹胀腹痛、肛门停止排气排便及恶心呕吐等症状,应及时就医。

11. 预防 直肠癌的预防措施主要包括戒烟、避免油炸食品、改变不良饮食生活习惯、增加膳食纤维及维生素的摄入、适当加强体育锻炼及保持心情愉悦等。

另外,对人群进行直肠癌筛查可以早期发现直肠癌或癌前病变,起到早诊、早治和预防的作用,从而改善直肠癌患者的生存质量和提高治疗效果。

根据美国癌症协会(ACS)新近更新的结直肠癌筛查指南,建议 45 岁开始进行肠癌筛查,强烈建议 50 岁以上的成年人定期进行肠癌筛查。指南推荐:

● 可每年行粪便隐血试验;

● 或每 3 年行多靶点粪便 DNA 检查;

● 或每 5 年行乙状结肠镜检查;

● 或每 10 年行全结直肠镜检查。

检查方式可根据被检查者的偏好选择,但必须注意的是,若粪便检查有阳性结果,则需行肠镜检查进一步明确病因。

慢性肛裂

姓名:黄某　**性别:**□男　☑女　**出生年月:**1987-07-23　**民族:**汉族

文化程度:未知　**职业:**工人　**婚姻状况:**☑已婚　□未婚

初诊时间:2021-11-13

主诉:便时肛门部疼痛,伴排便困难半年。

现病史:半年前出现便时肛门部疼痛,疼痛呈撕裂样,伴便血,量少色鲜红,初期未予重视。此后上症在没有大便干结时即反复发作,未予治疗。今患者便后疼痛持续约6~8小时仍不能缓解,遂来就诊。

现症见:便时肛门部疼痛,疼痛呈撕裂样,便后疼痛持续6~8小时方能缓解,伴便血,量少色鲜红,便后出血自止,无发热、腹痛等症,纳可,夜寐一般,大便干结、每日1次,小便正常。

既往史(过敏史):否认肝炎、疟疾、结核病等传染病病史,否认高血压、冠心病、糖尿病、脑血管病、精神病等病史,否认外伤史、输血史,对磺胺过敏(表现为皮疹),预防接种史不详。

中医四诊:神色自如,形体正常,语声清,气息平,舌质红,苔薄黄,脉弦紧。

辅助检查:(膀胱截石位)①视诊:6点处肛缘可见一皮赘,质略硬,触痛轻,牵开肛门,见截石位6点处肛管有一长约0.5cm梭形裂口,基底色暗红,边缘质硬,触痛明显。②指诊:因痛未查。

辨证分析:患者主因"便时肛门部疼痛,伴排便困难半年"入院,病属中医"肛裂"范畴。患者平素喜食辛辣之品,日久损伤脾胃,湿热蕴结,肠道津液不足,大便干结,临厕努挣,损伤魄门,局部血运受损,不通则痛。舌质红,苔薄黄,脉弦紧,均属血热肠燥之象。四诊合参,证属血热肠燥,病性属实,病位在肛门,预后良好。

中医诊断:肛裂(血热肠燥)。

西医诊断:肛裂,外痔。

治法:

1. 二级护理,普食。

2. 完善各项检查,择期手术。

3. 术后予氯化钠注射液100ml+头孢唑肟钠注射液1.5g静脉滴注,每日2次。

4. 中药给予止痛如神汤口服,以清热生津,活血止痛。

秦艽 10g	苍术 10g	黄柏 10g	熟大黄 10g
当归 10g	泽泻 10g	槐花 10g	地　榆 15g
桃仁 6g	防风 6g	槟榔 6g	荆芥穗 6g

7剂,水煎服,每次200ml,早晚温服。

5. 适寒温,调情志,节饮食。

按语: 中医中药一直是肛裂的重要治疗手段,无论是外用的中药熏洗方,还是口服的中药汤剂,在临床应用中疗效均十分显著。从肛裂的发病机制上来看,肛门内括约肌的痉挛以及肛裂创面的局部缺血是导致肛裂难以自愈的主要因素,而大便干结则是导致肛裂反复发病的直接因素。肛裂早期,治疗上给予中医中药治疗,往往疗效十分显著;通过中药汤剂口服、中药外用熏洗等治疗,可以达到通便、止痛、活血等效果;直接针对肛裂发生的原发病因或直接病因进行早期干预治疗,可以到达临床治愈的目的。肛裂发展到后期,难以自愈时,则要选择手术治疗来达到根治的目的。那么,术后仍然给予中医中药治疗,可以促进切口愈合,同时可以缓解切口疼痛带来的肛门括约肌痉挛、切缘水肿等情况。

【点评】

肛裂的发生常是感染、损伤、肛门内括约肌痉挛等因素综合作用的结果。其中,肛门内括约肌痉挛与慢性肛裂的发生和发展有着直接的关系,肛门内括约肌痉挛常诱发肛管供血不足和肛管静息压升高。目前普遍认为,肛管局部缺血及肛管静息压升高是慢性肛裂的重要发病机制之一;几乎所有慢性肛裂均伴有肛门内括约肌高张力和高肛压。解除肛门内括约肌痉挛是手术治疗慢性肛裂的原理,至于如何解除肛门内括约肌痉挛则成为临床医师不断探索的课题。肛门内括约肌的侧切和后切是治疗慢性肛裂的两大基本术式。肛门内括约肌侧切术是目前治疗慢性肛裂的主流术式,但普通医师不易掌握该术式的临床操作,特别是肛门内括约肌切多切少最不易掌握,而且该术式不能一并切除哨兵痔、肥大肛乳头、潜行瘘管。经后侧肛门内括约肌切断术可以在直视下切断已经纤维化的肛门内括约肌,通过切、扩、扪3种手法,以切口处肛门内括约肌弦紧感消失为判断标准来判断是否将已经纤维化的肛门内括约肌完全切断;术者很容易把握该手术的度,而且该术式能一并切除哨兵痔、肥大肛乳头、潜行瘘管。经典的后侧肛门内括约肌切断术的常见并发症是锁钥孔畸形,我们认为其产生的主要原因是过分伤及肛门内括约肌,切口过短导致引流不畅。术后按时指检和定期扩肛,有利于防止病情复发和锁钥孔畸形的形成。

功能性肛门直肠痛

姓名:王某　**性别:**□男　☑女　**出生年月:**1956-07-28　**民族:**汉族

文化程度:本科　**婚姻状况:**☑已婚　□未婚

初诊时间:2019-09-17

主诉:排便困难、肛门下坠疼痛年余。

现病史:患者1年前无明显诱因出现排便困难,伴肛门坠痛,就诊于当地医院,诊断为骶尾部囊肿、直肠前突,曾口服药物治疗,不能缓解。现骶尾部疼痛,肛门下坠,便时有物脱出,大便2~3日一行、不成形,纳眠差,小便调。今为求系统治疗,门诊以"肛门直肠痛、便秘"收住我科。

现症见:排便困难,大便2~3日一行、不成形,骶尾部疼痛,肛门下坠,便时有物脱出,纳眠差,小便调。自发病以来,体重未见明显减轻。

既往史(过敏史):平素体健,否认冠心病、高血压、糖尿病、中风、痛风、青光眼等病史,否认肺结核、肝炎等传染病病史,否认外伤、输血史,否认手术史,否认药物、食物过敏史。

辅助检查:

排粪造影:直肠前突伴黏膜脱垂。

骶尾部MRI:尾骨脱位? 周围软组织肿胀,请结合临床;骶管囊肿;腰骶椎退行性变;L_{4-5}椎间盘膨出,纤维环撕裂。

专科检查:(膀胱截石位)①视诊:肛缘平整,偶见皮赘外痔。②指诊:肛门括约肌功能无异常,齿线上3点、7点、11点处分别可触及柔软光滑包块。指套未染血。可触及明显耻骨直肠肌痉挛、直肠前壁向前突出。③镜检:齿线上黏膜色红,3点、7点、11点处齿线上下可见黏膜皮肤隆起,连成一体。

辨证分析:患者为老年女性,主因"排便困难、肛门下坠痛年余"就诊。排便困难,大便2~3日一行、不成形,骶尾部疼痛,肛门下坠,便时有物脱出,纳眠差,小便调。自发病以来,体重未见明显减轻。舌质红,苔黄腻,脉弦滑。患者平素脾胃虚弱,湿热内生,湿性趋下,湿热下注肛门、直肠,影响局部经络气血运行不畅,气滞血瘀,不通则痛;排便动作失调,而现排便不畅。综观四诊,病属中医"肛门痛"范畴,证属湿热下注,病位在肛肠,病性属实,需手术治疗,预后良好。

中医诊断:肛门痛(湿热下注)。

西医诊断:功能性肛门直肠痛,排便困难,混合痔,直肠前突,尾骨脱位,骶管囊肿,腰骶椎退行性病变,腰椎间盘膨出。

治法:

1. 二级护理,普食。

2. 完善各项检查,拟行手术治疗。

3. 予以吻合器痔上黏膜环切术;术后予消肿止痛汤熏洗,清热除湿,消肿止痛。

4. 外用化腐生肌药,促进切口愈合。

5. 勿劳累,适寒温,调情志,节饮食。

按语:功能性肛门直肠痛(FARP)是发生在肛门或直肠的非器质性疾病引起的疼痛,属慢性、功能性、盆底性疾病,也是临床上较难辨别诊断的疑难病症,常被误诊为各类直肠器质性疾病。尽管国外对本病有较多报道,但大多为个案报道,缺乏大样本、随机、对照研究,而且对 FARP 的诊断主要依据患者的主观感受和罗马标准,缺少特异性实验室诊断方法和敏感指标。国内报道甚少。本病的名称尚较为不统一,常见如"一过性肛门直肠痛""肛门直肠神经痛""肛门直肠神经症"等,更缺乏流行病学、发病机制、诊断等方面的研究。临床上,很多患者常因诊断不明确,给予栓剂、止痛药等治疗,效果不明显,症状加重,严重影响身心健康和生活质量。FARP 是肛肠科多见的疑难病症之一,病因尚不明确,可能与肛肠科、妇科、泌尿科等多系统疾病有关,还与精神心理因素有关,属于神经症。因此,在临床上遇到 FARP 患者,应进行详细的病史询问和体格检查,若无明显的器质性疾病,经对症治疗,效果不明显时,应考虑盆底肌肉神经异常、心理异常引起的功能性疾病。

【点评】

根据功能性胃肠疾病罗马Ⅲ诊断标准,功能性肛门直肠痛(FARP)包括慢性肛门直肠痛(CP)和痉挛性肛门直肠痛(PF),前者又分为肛提肌综合征和非特异性功能性肛门直肠痛。国内多将 FARP 称为"肛门直肠神经症",认为是以肛门、直肠的幻觉症状为主诉的一种癔病性表现。中医认为,本病皆因情志怫郁所致,当属"郁证"范畴;又因本病以女性多见,亦常归属"脏躁"范畴。

1. 中医学对该病的认识

(1) 病因病机:中医认为,本病的发生是由于郁怒、思虑、悲哀、忧愁等情志所伤,导致肝失疏泄、脾失运化、心神失常,脏腑阴阳气血失调而成。古代医家对情志为病有着较深刻的认识。如《类证治裁》记载:"《经》言怵惕思虑则伤神,忧愁不解则伤意,悲哀动中则伤魂,喜乐无极则伤魂,盛怒不止则伤志,恐惧不解则伤精。此论气血之损。又言尝贵后贱,虽不中邪,病从内生。"

(2) 辨证论治:功能性肛门直肠痛属于心身疾病,与五脏六腑都有关联(虽然病变部位在肛门、直肠)。根据"不通则痛""不荣则痛"的病机,首先应辨虚实,其次辨寒热气血。疼痛剧烈,按则痛甚者,多为实证;痛势隐隐,按之痛减者,多属虚证。灼痛,遇冷痛缓者,多属热证;冷痛,得热痛减者,多属寒证。痛处胀闷,时感抽掣,喜缓怒甚者,多属气滞;痛如针刺,痛处不移而拒按者,多属血瘀。

临床上,具体治则应根据脏腑、气血的不同功能状态有所侧重。具体有以下分型:

实证:①肝气郁结型;②气郁化火型;③气滞血瘀型;④湿热下注型。

虚证:①忧郁伤神型;②心脾两虚型;③中气下陷型;④阴虚火旺型。

(3) 治疗方法

1) 中药治疗:中医在治疗功能性疾病方面具有独到优势。功能性肛门直肠痛(特别是慢性肛门直肠痛)在国内多描述为坠胀疼痛。

2) 针灸治疗:针灸治疗疼痛是中医学的特色之一。20世纪60年代出现并发展的针刺麻醉,推动了针灸止痛的临床与基础研究。现代医学研究证实,针刺可以刺激神经系统释放内啡肽、复合胺、P物质、乙酰胆碱、神经肽等物质,从而产生镇痛效应。

2. 病因与发病机制

(1) 盆底相关肌肉功能异常:功能性肛门直肠痛多考虑由盆底肌肉处于过度收缩和痉挛的状态所致,即紧张性肌痛。盆底肌过度痉挛收缩,一方面引起局部组织缺血、缺氧,另一方面激发中枢神经系统异位的可塑性变化,使传出信号增多而引起疼痛。肛提肌综合征所表现的疼痛可能与自主神经对痛觉的高敏感性和盆底肌的肌张力升高有关。

(2) 精神心理因素:精神心理因素在FARP发病过程中的角色不断被重视。心理因素(精神状态、生活压力等)可以直接导致疼痛,也可通过脑-肠轴引起胃肠道生理学改变(感觉、动力等)而出现疼痛。躯体化、抑郁、焦虑等都是引起疼痛的潜在因素。

（3）阴部神经异常：Takano 的研究认为，FARP 是由阴部神经受压而引起的。肛门指检时，Takano 发现骨盆内有触痛点，该触痛点起自骶孔，走向与阴部神经的走向一致，且手指刺激该点引起的疼痛可放射至阴部神经支配的区域，因此 Takano 认为 FARP 是由阴部神经病变引起的。

（4）其他因素：功能性肛门直肠痛与术后并发症有关，如经腹直肠切除术、痔外剥内扎术、PPH、硬化剂注射治疗等的并发症，与盆腔脏器脱垂、肠易激综合征（IBS）等也有关。

3. 诊断　FARP 的诊断主要依据患者的临床症状，而适当的辅助检查（如电子肠镜、排粪造影、超声等）可排除引起肛门直肠痛的其他原因。肛管直肠测压在 FARP 诊断中的价值尚未完全明确。慢性肛门直肠痛在功能性胃肠病的罗马Ⅲ标准中，必须满足以下所有条件：①慢性肛门或下段直肠部疼痛，发病时间为 3 个月及以上；②一次发作时间持续 20 分钟及以上；③排除导致直肠疼痛的其他器质性疾病，如炎性肠病、隐窝炎、肌间脓肿、肛裂、痔疮、前列腺炎、尾骨痛及妇科疾病等。

4. 治疗

（1）物理治疗：①手指按摩肛提肌并适当扩肛可缓解疼痛；② 40℃温水坐浴；③电刺激。

（2）药物治疗

口服药：钙通道阻滞剂在临床上应用较为广泛。

外用药：硝酸甘油软膏局部涂抹治疗 FARP 有效。

雾化吸入：采用沙丁胺醇雾化剂吸入治疗 FARP，能缩短疼痛持续时间。

（3）生物反馈治疗：又称生物回馈疗法、自主神经学习法，是将物理医学、心理学与精神生理学有机结合的新兴生物行为治疗方法，是一种生物学行为疗法。利用专门的电子仪器，让患者观察自身的生理活动，即认识自我，通过反馈训练，学会控制和调整这种生理活动，对偏离正常范围的生理活动加以纠正，达到改变自我的目的。

（4）心理治疗：FARP 患者常常伴有精神心理问题，而疼痛又进一步加重患者焦虑、抑郁等不良情绪，由此形成恶性循环。患者往往需要心理治疗。通过进行心理上的疏导，对于大部分轻度 FARP 患者来说，能够有效控制症状。

（5）骶神经刺激：骶神经刺激治疗慢性特发性肛门直肠痛，能大大缓解疼痛，提高患者生活质量，尤其对药物和生物反馈治疗无效的患者。最近，国内有长强穴药物封闭治疗有效的报道。另外，有外科医师主张行阴部神经部分切断术治疗 FARP，疗效有待于进一步研究。

慢性肛门直肠痛

姓名：李某　　**性别**：男　☑女　　**出生年月**：1958-10-02　　**民族**：汉族
文化程度：小学　　**籍贯**：宁夏银川　　**职业**：无　　**婚姻状况**：☑已婚　□未婚
初诊时间：2022-11-28

主诉：间歇性肛门疼痛 1 年，加重 1 周。

现病史：患者自诉 1 年前无明显诱因突感肛门疼痛，无便血、肿物脱出，疼痛程度轻微，以刺痛为主，自行用"马应龙麝香痔疮栓 1 粒纳肛，2 次 /d"后症状稍有好转。后每因饮食辛辣或情绪刺激再发，1 周前与家人因琐事发生口角后，肛门疼痛较前加重，用上述药物后未见明显缓解。患者为求进一步治疗，就诊于我科门诊。

现症见：肛门疼痛，程度可忍受，以刺痛为主，便后疼痛可稍减轻，大便每日 1 行、质偏干、解时费力，无便血及肿物脱出。纳可，眠一般，偶尔需口服药物助眠，小便调。

既往史（过敏史）：患有高血压 10 年，血压最高 165/100mmHg，长期口服苯磺酸氨氯地平片 25mg、1 次 /d，血压控制尚可。否认冠心病、糖尿病、脑血管病、精神病等病史，否认肝炎、疟疾、结核病等传染病病史，否认手术史、外伤史、输血史，否认过敏史，预防接种史不详。

中医四诊：精神较差，神色痛苦，形体正常，语声清，气息平，舌暗红，苔黄腻，脉弦滑。

辅助检查：（膀胱截石位）①视诊：肛缘无明显皮赘增生。②指诊：肛门括约肌功能无异常，齿线上 3 点、6 点、10 点肛窦处按压疼痛。指套未染血。③镜检：齿线上黏膜色红，无明显水肿及糜烂。

辨证分析：患者主因"间歇性肛门疼痛 1 年，加重 1 周"来我科就诊，病属中医"肛门痛"范畴。患者平素饮食不慎，损伤脾胃，脾胃功能受损，加之肝气不疏，致气血运行不畅，日久成瘀，且脾胃功能受损，易受湿热之邪阻滞，不通则痛。舌暗红，苔黄腻，脉弦滑，均为湿热夹瘀之象。综观脉症，病位在肛门、直肠,病性属实,证属湿热夹瘀。

中医诊断:肛肠病(肛门痛)(湿热夹瘀)。

西医诊断:慢性肛门直肠痛,高血压2级(很高危)。

治法:

1. 适寒温,调情志,低盐低脂清淡饮食。

2. 暗示治疗 解除患者的紧张及疑虑,树立治病信心。

3. 完善肛周彩超等检查,排除肛周其他并发症。

4. 中药汤剂口服,中药保留灌肠。

(1)中药汤剂口服:自拟理气止痛方,以理气、活血、清热、止痛。

川芎10g 当归15g 枳 实10g 乳 香10g

没药10g 黄柏10g 牡丹皮10g 柴 胡10g

黄芩10g 白芍20g 桃 仁10g 炙甘草10g

7剂,水煎取汁200ml,早晚温服,每日1剂。

(2)中药汤剂保留灌肠:予马齿苋解毒汤加减,以清热利湿、凉血止痛。

马 齿 苋15g 败酱草15g 白头翁15g 酒黄芩15g

盐 黄 柏15g 赤 芍15g 牡丹皮15g 蒲公英15g

醋延胡索15g

共7剂,水煎保留灌肠,每日1剂,早晚各1次。

复诊:2020年12月4日(治疗1周)。患者精神良好,肛门平整,诉肛门疼痛次数较前明显减少,无渗血渗液,指检示肛门括约肌功能良好,无其他异常。

按语:肛门直肠痛在中医学上少有提及,但提出"不荣则痛,不通则痛"的痛证总病机概括,认为多为患者起居失慎、饮食失调、情志失畅而致脾失健运,气血乏源,神失所养,心血暗耗,甚则肝失条达,病久伤肾而成。西医学对本病的机制及病因看法不一,多归属为功能性肛门直肠痛,可分为慢性肛门直肠痛和痉挛性肛门直肠痛。依据西医诊断标准,本病属于前者。刘老认为,对症治疗联合暗示及精神类疗法对此病的效果明显,同时采取中药汤剂口服配合中药灌肠疗法。对于局部病变引起的肛门直肠痛,中药保留灌肠可使药物直达病所,直接使药物作用于肛门疼痛部位从而达到治疗疾病的目的。同时配合中药汤剂口服,兼顾整体性的治疗作用,临床疗效显著,值得临床推广应用。

【点评】

功能性肛门直肠痛是发生在肛门直肠部的非器质性特发性疼痛。在罗马Ⅲ标准中，将功能性肛门直肠痛分为慢性肛门直肠痛和痉挛性肛门直肠痛，慢性肛门直肠痛又可继续分为肛提肌综合征和非特异性功能性肛门直肠痛。该病主要由肛门直肠部的运动生理感觉及神经支配出现障碍而引起。临床表现为肛门直肠坠胀或刺痛，时作时止，夜间尤甚，或累及少腹、前阴及骶部。目前，功能性肛门直肠痛的治疗方法种类繁多，疗效也不尽相同。

肛门直肠痛的治疗主要有中医药治疗和西医治疗。

西医治疗现状：①手指按摩肛提肌并适当扩肛：按摩肛提肌能改善盆底肌群的痉挛状态，扩肛可使肛门括约肌得到松弛，从而降低疼痛。手法的轻重及频次可根据患者忍受程度决定。对于不能忍受按摩者，该治疗一般无效。②坐浴：温水坐浴可使患者肛管压力降低，从而改善疼痛不适症状。该法与肛门部按摩法联用，效果更好。③药物治疗：主要通过松弛平滑肌、解痉、止痛等达到缓解疼痛的目的。常用药物如钙通道阻滞剂硝苯地平、地尔硫䓬等，可舒张肛门内括约肌，降低肛内压力。④电刺激：通过电刺激可使肌肉自发收缩，最后因肌肉疲劳而达到松弛状态。该法的不足之处在于，刚开始会引起肌肉疼痛，且长期电刺激会使快反应易疲劳的Ⅰ型纤维向着慢反应抗疲劳的Ⅱ型纤维转变，最终影响骨盆肌肉群的功能。近年来，肛肠外科医师更多从针对性刺激神经方面着手治疗肛门直肠痛，特别是对骶神经刺激的研究更充分。骶神经刺激疗法将一种短脉冲刺激电流持续加于特定的骶神经，人为兴奋或抑制神经通路，干扰异常的骶神经反射弧。⑤生物反馈疗法：生物反馈疗法是在行为疗法基础上发展起来的心理治疗技术，利用仪器描记人体内正常情况下意识不到的、与心理生理过程有关的生物信息，转换成可察觉的声、光等反馈信号，并学会有意识地控制自身心理生理活动，从而达到治疗疾病的目的。生物反馈治疗主要有两种形式：肌电图介导的生物反馈和压力介导的生物反馈，前者包括肛内肌电图介导的生物反馈和肛周肌电图介导的生物反馈。此法可缓解肛门直肠痉挛症状，降低肛管内压，但临床上因个体差异大，且患者对该法的敏感度差异也较大，所以治疗效果并非都有效，常需配合其他疗法一起使用，如针灸、中药熏洗、穴位注射等。⑥手术治疗：目前，手术治疗功能性肛门直肠痛仍存异议。⑦肉毒杆菌毒素：肉毒杆菌毒素是一种肌肉松弛剂，其作用机制可能是肉毒素抑制病变胆碱能神经递质的相对过度释放，重新恢复肠道自主神经系统的功能平衡,缓解肠道痉挛,降低肛门内括约肌静息压力,引起肌肉松弛性麻痹。

中医治疗现状:①中药治疗:功能性肛门直肠痛可归属于中医"大肠疼痛""谷道痛"范畴,又因与情志因素相关,亦属"郁证""脏躁"范畴。临床表现为肛门直肠疼痛、坠痛、胀痛,排便异常,多呈阵发性,可见情绪抑郁或急躁多语。中医学认为,慢性肛门直肠痛多归为虚证,可能与脾失健运、中气下陷有关,给予益气健脾、升阳举陷、理气活血、清热利湿等方药治疗后,可取得不同的临床疗效。有学者应用黄芪建中汤加味治疗功能性肛门直肠痛(脾胃虚弱证),取得良好疗效。也有学者认为,本病以气阴不足、心脾两虚为本,以肝郁气滞、湿热内蕴为标,临床表现为虚实夹杂,当以疏肝解郁、养阴清热、补养心神为治疗本病的关键,同时配合针刺、心理疗法,可取得较好疗效。著名肛肠病医家丁泽民治疗本病,以辨痛为先,有的放矢(注重整体与局部辨证,强调虚实辨证,详辨气血,重视情志致病);以通为法,攻补兼施(通以攻邪,补中寓通,攻补兼施);重视情志(提倡治宜奉《素问·六元正纪大论》"木郁达之"及《证治汇补·郁症》所论"郁病虽多,皆因气不周流,法当顺气为先"之法,但在治疗过程中单靠药物治疗是不行的,要尽可能调动患者的主观能动性,建立其对治疗的信心,怀"大慈恻隐之心",取得患者信任,建立良好的医患关系,耐心倾听患者的诉说,使其发泄内心积郁的情感)。现代研究表明,功能性肛门直肠痛患者中有一部分伴随着不同程度的心理问题,治疗时应当耐心倾听患者的倾诉,用言语开导患者,伴有抑郁等症状时可予以抗抑郁药物治疗。治疗期间可以配合暗示疗法,增强患者对社会和家庭的适应能力及自我调节能力,消除患者顾虑,增强其治愈疾病的信心。②针灸治疗:中医学认为,经络将人体内在五脏六腑及外在的肢体、皮肉筋骨、五官九窍、四肢百骸联络成一个有机的生物整体。实证为不通则痛,多见气滞血瘀;虚证为不荣则痛,多见气血不足。针灸一方面可消除和纠正产生疼痛的病因,另一方面可有效阻断产生疼痛的因素。

直肠阴道瘘

姓名:杜某　**性别:**□男　☑女　**出生年月:**1993-07-28　**民族:**汉族
文化程度:本科　**婚姻状况:**□已婚　☑未婚
初诊时间:2019-09-16

主诉：阴道流粪水样物 26 年。

现病史：患者 26 年前出生后即出现阴道流出粪水样物，无出血及疼痛，无发热，未予系统治疗，后症状逐渐加重，大便稀及受凉后明显。今为求系统治疗，门诊以"直肠阴道瘘"收住我科。

现症见：阴道流出粪水样物，无出血及疼痛，无发热，间歇发作，大便 1 次/d、质软成形，纳可，眠佳，小便调。自发病以来，体重未见明显减轻。

既往史(过敏史)：既往体健，否认高血压、糖尿病、冠心病等病史；否认肝炎、结核病等传染病病史；否认重大外伤、手术史；否认输血史；预防接种史不详。否认食物、药物过敏史。

辅助检查：暂无。

专科检查：(膀胱截石位)①视诊：肛缘外观正常。②指诊：直肠下段前壁有凹陷。③镜检：阴道下段后壁有小孔，伴气体逸出。

辨证分析：患者为青年女性，主因"阴道流粪水样物 26 年"由门诊以"直肠阴道瘘"收治入院。现阴道内流粪水样物、无出血及疼痛，无发热，纳可，眠佳，小便调。自发病以来，体重未见明显减轻。综观四诊，此病属中医"漏"范畴。多因先天禀赋不足，后天失养，湿热下注直肠、阴道，蕴结成毒，腐肉成脓，日久而成"漏"。舌质红，苔黄腻，脉弦滑，皆属湿热之象。四诊合参，证属湿热下注，病性属实，病位在直肠、阴道，预后一般。

中医诊断：阴吹(湿热下注)。

西医诊断：直肠阴道瘘。

治法：

1. 二级护理，普食。

2. 完善各项检查，拟于腰麻下行"直肠阴道瘘修补术"。

3. 术后给予抗感染、止血、消肿等对症治疗；外用化腐生肌药，促进切口愈合。

4. 勿劳累，适寒温，调情志，节饮食。

按语：直肠阴道瘘是直肠与阴道相通的一种较特殊的疾病，在临床上虽较少见，但治疗较困难，尤其对女性的性生活有明显影响，给精神上带来极大痛苦。由于成因复杂，种类繁多，术后易感染，复发率高，再次手术难度更大，故提高本病的首次手术成功率是大家追求的目标。首次手术失败后再次修补不但增加手术难度，而且容易导致再次失败。经阴道直肠阴道瘘修补术具有如下优点：①针对直肠阴道瘘发病原理及解剖学特点进行修补,有效改善了临床症状,一定程度上改变了直肠阴道瘘临床修补困难、术后复发率高的临床现状;②术中能够充分暴露术野,术后能够完好地保护肛门括约肌功能,同时又避免了仅在原位修补以及张力大等问题;③简化了手术操作步骤,降低了手术操作难度,术中损伤小,术后恢复快、痛苦轻、并发症少,不需做保护性造口。总之,恰当正确的手术方式对直肠阴道瘘至关重要,同时也应有充分的术前准备、合理的手术时机、完善细致的术后处理。

【点评】

"经阴道直肠阴道瘘修补术"在修补中低位直肠阴道瘘时具有明显优势,手术操作简单、损伤小,术后恢复快、痛苦轻、并发症少、复发率较低。

经阴道直肠阴道瘘修补术以瘘口为中心行纵行菱形切口,切开黏膜组织,并浅层剥开、分离至瘘管周围黏膜,完整切除黏膜及瘘管管壁组织。经阴道直肠阴道瘘修补术操作简单,把复杂的手术变成简单的肌层对肌层、黏膜对黏膜的吻合,损伤小,术后恢复快。由于荷包缝合的可控性,在进行荷包缝合时适当改变缝合方式,使缝合深度达到黏膜下层及肌层,可保证吻合的稳固性,使组织愈合良好。本手术能够重塑直肠及阴道结构,改善直肠阴道瘘所致的阴道漏粪、漏液、漏气等临床症状,提升患者生活质量,近期疗效确切。

那么,直肠阴道瘘作为临床少见病例,应该怎么认识呢?

1. 直肠阴道瘘的概念 直肠阴道瘘(rectovaginal fistula,RVF)是指直肠前壁和阴道后壁之间由上皮组织构成的病理性通道。临床上,患者可表现为阴道排气排便、会阴部疼痛,伴有会阴处刺痒,常致患者性生活障碍,造成沉重心理负担,同时炎症刺激会引起全身症状,从而导致患者出现严重的社会心理问题。

2. 中医对本病的认识 中医学称本病为"交肠病"。本病在临床上较为少见。中医古籍中虽然有相关文献记载,但对其认识还不是十分全面。中医古籍文献中所见数例患者,皆为成年女性,而且均系外伤所导致,其中尤以产后损伤最为多见。我国古代文献对于瘘的记载最早出现在《山海经》中,如《山海经·中山经》有"食者不痈,可以为瘘"的记载。《五十二病方》中将瘘管称为"巢",如"巢塞直者"即指直肠部位有瘘管存在。

"交肠病"乃妇人特有之病,或因醉饱,或因大怒,使脏气乖乱而不循常道所致;或因横生险产,致粪从阴道出;或因产后,不能化气,而泌别不清,故粪从前阴而出。先天不足也是本病的原因之一。

本病的辨证分型有:脾肾两虚、气血两虚、湿郁化热。

3. 现代医学对该病的认识

(1) 发病原因

1) 先天性:在临床上相对较为常见,一般为先天性肛门直肠畸形的合并症,小儿较多,并且畸形多为高位和中间位。

2) 后天性:①外伤:包括妇科、产科手术,直肠手术,外力或异物损伤;②炎性肠病,多为克罗恩病所致;③盆腔放疗后损伤;④肿瘤:如宫颈癌、直肠癌、阴道癌及白血病等;⑤感染:肛腺、前庭大腺脓肿,肛周脓肿穿透直肠阴道隔。

(2) 直肠阴道瘘的分类:根据瘘口在直肠阴道侧的位置,可分为低位瘘、中位瘘、高位瘘 3 种。①低位瘘:瘘在直肠下 1/3,在阴道下 1/2。②高位瘘:在直肠中 1/3 及阴道后穹窿处,近子宫颈处,需经腹修补。③中位瘘:在低位瘘与高位瘘之间。

直肠阴道瘘的直径一般约 1~2cm,按直径大小可分为 3 型:①小型:瘘口直径<0.5cm;②中间型:瘘口直径为 0.5~2cm;③大型:瘘口直径>2cm。

4. 诊断 直肠阴道瘘的临床诊断一般不难,最常见的症状为患者主诉经阴道有排气或少量粪样液体流出,可合并低热、阴部疼痛等。瘘口较大的患者,常会从阴道排出成形便。根据病史及肛门阴道指诊或探针检查,直肠阴道瘘的确诊率为 74%,一些极小的瘘则需要借助肛门 B 超检查确诊。

5. 治疗方法 治疗上一般分为保守治疗和手术疗法。临床选择何种治疗方法,应根据患者年龄、瘘口大小、位置高低、瘘道走行、病情缓急等综合判定,制订个体化的治疗方案。对于儿童瘘口较大,粪便排出无阻者,可暂时保守治疗,待患儿年长后伺机手术。另外,对于成人瘘口较小,漏气、漏液不明显者,因有自愈可能,亦可先保守治疗。当然,对于保守治疗无效,如小儿瘘口较小,或小儿伴有无肛畸形或肛门狭窄等导致排便受阻,出现腹胀、呕吐等肠梗阻症状,抑或成人瘘口较大,排气排便等症状明显者,应选择手术治疗。产伤引起的瘘,有学者建议延迟 3~6 个月再手术。

(1) 保守治疗:包括局部护理(坐浴及局部冲洗,可在瘘道两侧均敷上三黄膏纱条,以清热解毒。每日 2 次,大便后坐浴加换 1 次。如被小便污染,也应换药;瘘道分泌物减少后,改用生肌散换药,直至痊愈)、脓肿引流、低渣饮食、口服广谱抗生素 10~14 天、肠外营养等。同时,还应注意局部清洁卫生,预防感染,治疗期间禁止性生活。另外,还可使用盐酸洛哌丁胺延长粪便的肠道通过时间。虽然大部分 RVF 患者仍需手术外科治疗,但内科保守治疗能缓解症状,改善局部组织状况,为手术创造最佳条件。

(2) 手术治疗

1) 单纯性瘘管切除分层缝合术:本术式是将瘘管切除后分层缝合,可经阴道或直肠修补。适用于低位肛门闭锁、低位直肠阴道瘘或直肠前庭瘘等。对于直径大、高位、复发及炎性肠病引起的瘘,不建议采用直接缝合修补术;此种情况下,直肠阴道瘘修补的失败率非常高,若贸然仓促手术,一旦失败将给后续治疗造成极大困难。

2) 直肠黏膜移动瓣修补术:采用直肠黏膜移动瓣技术修补直肠阴道瘘亦属经肛修补。患者取折刀位,在强力扩肛后,用小直角拉钩暴露及外翻肛管以上肠内瘘口,先探查直肠阴道瘘为多孔瘘还是单孔瘘,然后用电刀电灼直肠黏膜瘘口处,用 0/3 可吸收线缝闭瘘口,在距瘘口上方 0.5cm 处以电刀游离矩形直肠黏膜瓣(瘘口大小不同,则游离黏膜瓣的大小也不同,一般宽 1.2~2.0cm、长 2~3cm),然后将游离的移动黏膜瓣向下缝于瘘口下正常黏膜或齿线,从而使移动黏膜瓣完全覆盖直肠瘘口。

3) 经阴道修补直肠阴道瘘:术中在阴道黏膜下注射肾上腺素盐水,便于瘘口四周切开并进行直肠阴道间隙充分游离,显露直肠壁上下范围不小于 3cm,彻底切除瘘口四周瘢痕至健康正常的直肠壁,并注意确切止血。要在直肠壁无张力下用可吸收线施行横行、间断、定点、一层式外翻缝合瘘口直肠壁,间断式内翻连续缝合阴道黏膜。

4) 经会阴修补直肠阴道瘘:患者取截石位,用碘伏对会阴部皮肤、阴道和直肠进行消毒后,充分扩肛。在阴道后缘处做一弧形切口(约 4~5cm),锐性分离阴道后壁和直肠前壁之间的间隔组织,直至瘘口以上约 2~3cm。对于既往曾行手术治疗者,则完全分离瘢痕组织,直至 1~2cm 正常组织为止;切断瘘管,显露直肠、阴道的肌层和两侧肛提肌的边缘,彻底止血后分层缝合直肠黏膜、直肠肌层、阴道黏膜及阴道肌层。在阴道壁和直肠壁之间的间隙内放置橡皮片引流条,最后用丝线间断缝合会阴部切口。

5) 经肛门括约肌途径(即 Mason 术):患者取俯卧位,臀部抬高,从骶尾关节至肛缘做一直切口,分组切断肛门外括约肌,从肛门后缘向上剪开直肠后壁,显露直肠前壁的瘘口;充分切除瘘口四周的瘢痕组织后,以锐性分离法分别解剖出直肠壁和阴道壁;先做阴道壁的间断内翻缝合,后做直肠壁的间断内翻缝合,均为两层内翻缝合;最后缝合切开的直肠后壁、盆底肌和各组肛门外括约肌等。

直肠前突(一)

姓名:张某　**性别:**□男　☑女　**出生年月:**1942-03-12　**民族:**汉族
文化程度:小学　**职业:**无　**婚姻状况:**☑已婚　□未婚
初诊时间:2013-12-02
主诉:排便困难10余年。

现病史:患者平素大便干结,10余年前开始出现排便困难,大便干结难下,需口服通便药物方可排便。排便困难逐渐加重,需依赖泻药排便,渐无便意,或有便意但排出困难。

现症见:大便困难,肛门部梗阻感明显,需依赖泻药以助排便,大便日一行,小便利,饮食及睡眠正常。

既往史(过敏史):否认冠心病、高血压、糖尿病、高脂血症、中风、痛风、青光眼等病史,否认肺结核、肝炎等传染病病史,否认外伤、输血史,1996年因胆结石行胆囊切除术,否认药物、食物过敏史。

辅助检查:2013年1月16日肠镜检查示结肠黑变病。2013年11月21日排粪造影示直肠前突Ⅲ度,直肠黏膜脱垂,会阴下降。

专科检查:膀胱截石位3点处可见肛缘皮赘增生,指检肛门括约肌正常,直肠黏膜松弛有绕指感,肛直角变小,肛镜下见截石位3~5点、7点、11点齿线上黏膜隆起,光滑。

辨病辨证依据:患者为老年女性,排便困难10余年,病属中医"便秘"范畴。气血衰退,致中气不足,脾虚气弱,气虚推动无力而致排便困难。舌质淡,苔薄白,脉沉细。综观脉症,患者病位在肛门、直肠,病性属虚,证属中气下陷。

鉴别诊断:

1. 肛乳头肥大　脱出物常是单个、呈鼓槌状,无出血,局部检查可见肛内齿线处有乳头状肿物突起,大小不一,有的有蒂,表面呈黄白色,为上皮覆盖,质较硬。

2. 直肠息肉　慢性无痛性便血,多附于粪块表面或混有黏液。局部检查可见直肠黏膜有息肉样肿物隆起,带蒂或呈乳头状,可脱出肛门外。

多见于儿童。

3. 直肠黏膜脱垂 脱出的直肠黏膜有环状沟,呈柱状或螺旋状,层层叠叠,表面光滑柔软,黏膜下无曲张静脉丛,常伴有较多黏液溢出,可回纳,无便血。多见于小儿、老年人。

初步诊断:

中医诊断:便秘(中气下陷)。

西医诊断:直肠前突,胆囊切除术后。

诊疗计划:

1. 二级护理,普食。

2. 完善各项检查,择期手术。

3. 术后换药,促进切口愈合。

4. 适寒温,调情志,节饮食。

治法:手术治疗(经阴道直肠前突修补术)。

1. 麻醉起效后,患者取截石位,术区皮肤用碘伏消毒后,铺无菌巾。

2. 麻醉满意后,用碘伏对阴道、肛管及直肠下段进行消毒,指法扩肛。

3. 用组织钳牵拉开两侧小阴唇,切开两钳之间的阴道后壁与会阴部皮肤,做一椭圆形切口、长约 4cm,在阴道黏膜下分离直肠间隙,上达直肠前突部位以上。

4. 用组织钳牵开阴道后壁顶点,沿正中线纵行剪开阴道后壁,充分游离阴道黏膜并切除。用 3-0 丝线间断缝合肛提肌,加强直肠阴道隔。用 2-0 可吸收线自内向外间断缝合阴道黏膜、会阴部皮下组织及皮肤。

5. 术程顺利,术中出血量约为 30ml;再次消毒阴道及肛周,留置尿管;术后由平车送返病房。

术后抗感染治疗 3 天,留置尿管 3 天,初次排便无肛门梗阻感及排便不尽感。术后 7 天出院,1 周后复查示排便困难症状消失。

按语:直肠前突是以直肠前下段向前阴方向突出,形成一个囊腔,尤其在努挣排便时为甚,致粪便滞留,出现排便困难为主要表现的疾病;其特点是出口处有梗阻因素存在,而这些梗阻因素仅在排便时才明显,安静状态下无明显异常。临床表现为排便困难、肛门有梗阻感和排空不全感。部分患者伴有便血、肛门疼痛等表现。本病多见于女性,以中老年患者居多,有的男性行前列腺切除术后亦可发生。直肠前突多由老年人组织松弛,排便习惯不良,多产妇会阴部松弛,子宫后倾致直肠角发生改变而引发。便秘致腹压增高,压力向阴道方向而不是向肛门方向,使直肠前壁向阴道突出,粪块积存于前突部位而造成梗阻。直肠前突的根治方法是手术治疗,但一般先采用非手术疗法,保守治疗无效者考虑手术治疗。

【点评】

本病的诊断比较明确,患者常有便秘史,有排便困难,肛门处有梗阻感,且部分患者需用手协助排便。指诊时在直肠前壁可扪及向阴道突出的凹陷;排粪造影可显示出直肠前突的宽度和深度;肛门压力测定显示直肠内压上升,肛管反射收缩压上升。直肠前突的根治方法是手术治疗,但一般先采用非手术疗法,保守治疗无效者考虑手术治疗。对早期轻度直肠前突的患者,除用药物改善临床症状外,要积极引导患者,改变以前的生活习惯,注意多食粗纤维食物及蔬菜水果,养成良好的排便习惯。直肠前突是出口梗阻性疾病,引起梗阻的主要因素是大便干燥和直肠前突的形成。目前除手术治疗外,其他治疗方法的疗效尚不满意;药物口服只是一种缓解性的治疗,但对于不愿意手术的患者来说还是一种行之有效的方法。如能将中西医结合治疗运用得当,可收到较好的临床效果。

直肠前突属于中医"便秘"范畴。本病的形成,多是胃肠受病,导致各种不同性质的便秘。本病总属虚实夹杂,本虚标实,首当辨明虚实寒热,根据虚实的具体情况,灵活立法。攻邪以清热通下、顺气导滞为主,滋补以滋阴养血、温补肾阳为要,不可皆用硝、黄之类。《景岳全书·杂证谟·秘结》云:"秘结证,凡属老人、虚人、阴脏人,及产后、病后、多汗后,或小水过多,或亡血失血、大吐大泻之后,多有病为燥结者。盖此非气血之亏,即津液之耗。凡此之类,皆须详察虚实,不可轻用芒硝、大黄、巴豆、牵牛、芫花、大戟等药,及承气、神芎等剂。虽今日暂得通快,而重虚其虚,以致根本日竭,则明日之结必将更甚,愈无可用之药矣。"所以,本病的治疗,必须审其证,而施以治法,若不辨何证,泛用通下法,虽求一时之快,致使便秘反复不愈,真可谓"愈无可用之药也"。

直肠前突的中西医结合治疗,也是近年来临床上行之有效的治疗方法。西医强调手术治疗,手术方法也多种多样,但是后遗症和并发症也是不可避免的。中药毒副作用小,重在整体调整,攻补兼施,作用缓慢而持久,可长期服用。如果将二者有机结合起来,充分发挥各自的优势,将有效指导临床,提高疗效。

手术前后的中药治疗:引起直肠前突的重要因素是大便干燥。手术前可用中药益气健脾、清热通下等,如党参、生白术、生地黄、麻仁、大黄、枳实、黄连等。术后继续服中药,使之形成一个良性循环,以巩固手术疗效,预防复发。

无手术指征的中药治疗:对轻度直肠前突,无明显手术指征的患者,可给予保守治疗。西医没有可供连续长期服用的药剂,中医可根据患者的不同情况采用多种形式的治疗方法,如针灸、贴敷、按摩等。但主要还是通过中药进行整体调整,针对患者病情在不同时期的动态变化过程,正确实施辨证施治,调节患者的排便规律,引导患者改变不良的生活习惯。

直肠前突(二)

姓名:陈某　　**性别:**□男　☑女　　**出生年月:**1957-09-28　　**民族:**汉族

文化程度:初中　　**婚姻状况:**☑已婚　□未婚

初诊时间:2019-10-16

主诉:大便排出不畅6个月。

现病史:患者自述6个月前出现大便干结、4~5日1行,排出困难,自行口服"番泻叶"后大便可日行1次,排便顺畅,停药后即反复。3个月前就诊于我院门诊口服药物治疗,排便好转。今为求进一步治疗,门诊以"直肠前突、便秘"收住院。

现症见:精神尚可,肛缘肿物赘生,大便干结、2~3日1行,排出困难,排便不尽感明显,小便调,纳可,寐欠安。

既往史(过敏史):否认冠心病、高血压、糖尿病、高脂血症、中风、痛风、青光眼等病史,否认肺结核、肝炎等传染病病史,否认外伤、输血史,否认手术史,否认药物、食物过敏史。

辅助检查:排粪造影示力排时可见直肠前突28mm,钡剂排出欠顺畅,力排时肛直角变小、约<90°,未见肠管下垂。印象:①直肠前突;②力排时肛直角变小。(2019-03-06,本院)

专科检查:(膀胱截石位)①视诊:肛缘可见一皮赘,无红肿。②指诊:肛门括约肌紧张,肛直角变小,直肠前壁组织向阴道壁方向突出约2cm,直肠下段可触及黏膜堆积感。指套未染血。③镜检:未见明显异常。

辨证分析:患者为老年女性,主因"大便排出不畅6个月"以"直肠前突、便秘"入院。精神尚可,纳寐如常,大便日3次,依靠灌肠协助排便,伴不尽感,大便质尚软成形、量可,小便调。舌质红,苔黄腻,脉弦滑。缘于患者中年女性,平素急躁易怒,肝经热盛,日久湿热下注,损伤魄门血络、肌肉筋脉,故排便动作失于协调而出现便秘。综观四诊,病属中医"便秘"范畴,证属湿热下注,病位在肛肠,病性属实。

中医诊断:便秘(湿热下注)。

西医诊断:直肠前突,便秘,直肠黏膜脱垂,肛门括约肌失弛缓症。

治法:

1. 二级护理,普食。

2. 完善各项检查,择期于全麻下行经肛门直肠前突修补术、直肠黏膜套扎术。

3. 术后予消肿止痛汤熏洗,清热除湿,消肿止痛。拟方如下:

蒲公英 15g　生侧柏叶 12g　花　椒 6g　　苦　参 15g

芒　硝 30g　苍　　术 15g　生地榆 20g　防　风 12g

黄　柏 12g　赤　　芍 12g　生甘草 12g　五倍子 15g

4. 外用化腐生肌药,促进切口愈合。

5. 适寒温,调情志,节饮食。

按语:因直肠前突便秘属结构性排便异常,保守治疗无法彻底治愈,多需采用外科手术解除解剖学异常,重建坚固的直肠阴道壁,从而促进功能恢复正常。对于具有典型表现的直肠前突患者,若直肠前突深度>30mm,经 3 个月保守治疗无改善,排除慢传输型便秘、直肠内脱垂、先天性巨结肠等合并症后,可建议采用手术治疗。经直肠入路是治疗直肠前突常用的一种手术入路,适用于直肠前突型便秘,且因在直肠前壁缝合时采用了双柱状缝合,既减少了出血,又降低了术后感染,同时针对合并直肠内脱垂可以采用直肠黏膜套扎术,术后重建的直肠阴道隔降低了术后疾病复发率;手术修补前突的同时,在肛门后方切开肌层及部分肛管直肠环,能重建肛直角,使肛门口向后移位,有效降低了肛管静息压,降低排便阻力,且处理并发的肛门疾病也很方便,而且术后还可有效改善便秘症状,能有效提高近期疗效,并获得更好的远期疗效,是治疗直肠前突型便秘的一种简单、有效的手术方法。

【点评】

直肠前突亦称直肠前膨出,源于直肠阴道隔薄弱,直肠前壁在压力下呈囊袋状向前突入阴道内,并且囊袋深度大于 0.6cm,为盆底松弛综合征的一种表现。本病以便秘、排便不畅及肛门下坠感为主要临床表现;便秘的特点为大便干结,或大便虽软而不易排出,排便时间延长,便条变细,便次增多并伴随量少、排不尽感,严重者需要手助排便。中医文献中并无直肠前突这一病名,但根据临床表现,直肠前突应归属于"便秘"范畴。直肠前突所致便秘占30.6%~62.0%,多见于经产妇女。本病病情缠绵难愈,随着生活、工作压力的增加,生活、饮食习惯的不节,导致该病的发病率日趋升高。

1. 病因病机

(1)中医病因病机:直肠前突属于中医"大便难""便秘"范畴。中医学认为,直肠前突应从脾胃升降失调与大肠传导失司来分析。《临证指南医案》曰:"太阴湿土,得阳始运;阳明阳土,得阴自安。"脾属湿土,主升清,主运化,散布水谷精微,统摄血液;胃属燥土,主降浊,主受纳腐熟。脾气升则水谷精微得以输布,胃气降则糟粕得以下行。《临证指南医案》曰:"脾宜升则健,胃宜降则和。"故脾胃升降失调,水谷不得输布,糟粕无力下行,则发为"便秘""大便难"。《素问•灵兰秘典论》曰:"大肠者,传道之官,变化出焉。"大肠传导之功是胃降浊功能的延伸。若脾胃虚弱,气化无力推动大肠,则导致虚秘,或湿邪内蕴,阻塞气机,可致大肠传导不利,发为实秘,故本病病位虽在大肠,但病因却与脾胃功能密切相关,虽有虚实之分,但脾虚湿盛是根本,虚实夹杂是发病特点。

(2)西医病因病机

1)直肠阴道隔薄弱学说:该学说目前在学术界得到了较为广泛的认可。正常情况下排便时,盆底周围结构、重力及腹部压力等多种因素协调推动粪便向下向前,且以向下运动为主、向前运动为辅,以促使粪便排出。如腹部长时间处于高压状态,多产分娩或年老体弱、会阴部松弛等多种因素致使直肠阴道隔松弛薄弱,无力对抗排便压力,压力作用于直肠前壁,使薄弱松弛的直肠阴道隔向阴道突出,前突顶部成为排便最低点,粪便进入前突内导致患者产生会阴部坠胀感、排便不尽感,进而更加用力排便,致使前突不断加深,如此恶性循环,排便困难愈来愈重,甚者出现便血及肛内疼痛。

2)组织退行性变学说:解剖学发现,直肠阴道隔长约(4.3±0.5)mm,起自子宫颈、骶主韧带,向下延伸附着于会阴体的边缘及两侧肛提肌筋膜表面,参与组成会阴体。Delancy表示,会阴体是直肠、阴道之间的一个重要屏障,主要起对抗直肠内压力的作用。Riehardson认为,直肠前突由于阴道分娩、多产等因素导致会阴筋膜过度延伸,直肠阴道隔断裂,组织退行性变所致,并非直肠阴道隔薄弱所致。组织退行性变后,对抗排便时向前压力的作用减退,形成排便困难、便秘。

3）雌激素水平降低学说：直肠前突好发的平均年龄在 43.3 岁左右,多见于绝经后妇女,多随年龄增加逐渐加重,故推测雌激素水平在直肠前突中起到一定作用。有关报道认为,迪氏筋膜中含有大量胶原纤维、丰富的平滑肌纤维及弹性纤维,而且胶原纤维占绝大部分；直肠阴道隔对抗张力的作用主要取决于胶原纤维所占比例,比例愈高则对抗张力的作用愈强。

2. 诊断

（1）肛检：临床上,肛门指诊时可触及肛管上端直肠前壁呈囊袋状突向阴道；肛门阴道双合诊时可感觉到一圆形且薄弱松弛的区域,嘱患者咳嗽或做用力排便动作,可感觉到该区域肠壁肌张力减退；指诊结束后肠壁复原缓慢,甚至不能复原。

（2）临床表现：排便困难是直肠前突的主要表现,轻者仅表现为粪便排出困难,排便时间长,伴有会阴部或肛内下坠感、排便不尽感,少数严重患者需用手压迫阴道协助排便,甚者需手入直肠挖出粪便。

（3）辅助检查：目前,排粪造影检查结果可以作为直肠前突的确诊标准。造影检查时可见直肠前壁呈鹅头状、土丘状或囊袋状向前突出,边缘光滑,钡剂通过困难,钡剂滞留于囊袋中。目前,排粪造影检查结果虽是直肠前突的确诊标准,但其仅侧重于功能的检查,不能对直肠前突的解剖因素进行直观分析,故逐渐开展了磁共振检查及腔内超声检查。动态磁共振能够更精确、直观地展现出盆底解剖结构的细微变化及出口梗阻型便秘的形成原因,但检查时由于采用非生理姿势排便,故不易发现直肠黏膜脱垂及套叠等疾病,且费用较高；腔内超声检查在不改变肛管直肠解剖结构的前提下,可获得肛管直肠壁各层次的高清晰影像,主要应用于肛门括约肌的功能评价。

3. 分类　根据直肠前突的突出部位在阴道的位置,将直肠前突分为低位、高位、中位。

低位在阴道的下 1/3,高位在阴道的上 1/3,中位位于阴道的中 1/3。

但临床上绝大部分患者常低、中、高位合并存在。

直肠前突可分 3 型：

Ⅰ型：直肠阴道隔孤立疝出或指状前突。

Ⅱ型：直肠阴道隔松弛,道格拉斯（Douglas）窝凹陷,前突呈囊袋状,部分伴有阴道后壁疝。

Ⅲ型:前突伴有明显的黏膜脱垂,严重者出现直肠脱垂。

目前,临床上普遍采用的分度标准是 1999 年全国便秘诊治新进展学术研讨会拟订的分度标准,根据排粪造影检查,将直肠前突分为 3 度:

轻度:前突深度在 0.6~1.5cm;

中度:前突深度在 1.6~3.0cm;

重度:前突深度在 3.1cm 以上者。

4. 治疗

(1) 保守治疗

1) 自身生活调节治疗:首先,通过饮食调节,多饮水,提高粗纤维饮食的摄入量,增加食物中植物残留物,软化粪便,使粪便易于排出;其次,适当加强体育锻炼,加强肠道蠕动;再次,要养成良好的排便习惯,定时排便,避免经常人为抑制便意。

2) 药物干预治疗:①中医治疗:参考国家中医药管理局《中医病证诊断疗效标准》,将直肠前突引起的便秘主要辨证为"气虚证",故治疗上可选用补中益气汤为基础方,加大黄芪用量,同时又增加党参、麻仁等以益气健脾助排便,配合郁李仁、决明子等润肠通便。②西医治疗:对于便秘患者,可选用调节胃肠功能、促进胃肠动力药,或润肠通便药,如复方聚乙二醇电解质散、西沙必利等;严重便秘者,可酌情使用泻药,且以缓泻为主。使用泻药时,必须熟悉各类泻药的特点,切勿滥用和长期服用,避免产生泻药依赖,形成结肠黑变病。

3) 生物反馈治疗:生物反馈治疗是通过生物反馈训练,让患者尽可能学会正常排便。通常在模拟排便的模式下,在直肠中纳入气囊,让患者试图将其排出,同时观察肛内外括约肌肌电图和 / 或肛管直肠压力,以了解患者的异常指标,然后通过腹部加压,训练盆底肌肉协调排便,使患者排便功能逐步达到正常。常用的生物反馈方法包括肌电反馈和压力反馈,治疗效果与患者的治疗时间密切相关。

(2) 手术治疗:直肠前突经过 3 个月或 3 个月以上的上述多种疗法治疗后,症状未见明显好转,且已严重影响患者生活质量,经检查评估无相应手术禁忌证时,可以选择手术治疗。根据手术入路不同,直肠前突的手术方式可分为经肛门手术、经阴道手术、经会阴手术和经腹腔镜手术 4 类。

1) 经肛门手术

A. 注射疗法:注射剂主要是硬化剂,如消痔灵注射液。根据直肠前突的位置和大小,取 1∶1 消痔灵注射液(1 份消痔灵配 1 份注射用水),在直肠前突囊袋处的直肠黏膜下行柱状注射,直至前突凹陷处消失为止。

B. 经直肠闭式修补术:根据直肠前突大小,纵行钳夹直肠阴道隔薄弱区的直肠黏膜层,沿止血钳自齿线上 0.5cm 处起,用 2-0 可吸收线自下向上连续缝合黏膜下层及部分肌层,对直肠阴道隔进行修补,直至耻骨联合处。需要注意的是,缝合时应维持上宽下窄,使所折合的直肠黏膜肌层呈柱状,避免上端形成黏膜瓣。

C. 经直肠开放式修补术:在直肠前突部位的黏膜下层注入 1∶10 万去甲肾上腺素生理盐水,于齿线上 1cm 处用组织钳夹住直肠黏膜,用止血钳夹住长约 5~6cm 的直肠黏膜,切除钳夹下方的直肠黏膜,显露直肠阴道隔,游离两侧直肠黏膜肌瓣至肛提肌边缘上 1cm 左右,显露肛提肌。用可吸收线间断缝合两侧肛提肌,修剪多余的直肠黏膜肌瓣,再用可吸收线连续缝合直肠黏膜肌瓣,关闭黏膜切口。

D. 吻合器技术

a. 吻合器痔上黏膜环切术(PPH):双手交叉扩肛,固定肛镜,于齿线上 2~3cm 处行单荷包缝合,于直肠前壁膨出处、截石位 9—12—3 点黏膜下层做半荷包,置入吻合器,收紧并结扎荷包线,关闭击发吻合器。如有出血,用 3-0 可吸收线予以 "8" 字缝扎止血。

b. 经肛吻合器直肠切除术(STARR):固定肛镜,利用 2 把环形吻合器,分别切除直肠中下段前壁和后壁脱垂的黏膜层、黏膜下层和一小部分肌层,使 2 个吻合口边缘的黏膜隆起,同时吻合口瘢痕的形成又可使黏膜下层与肌层粘连,以加固直肠壁。

c. 选择性痔上黏膜切除吻合术(TST):TST 是 STARR 的一种改良式,主要利用弧形吻合器以切除更多组织并自右至左行螺旋状连续缝合,围绕中心杆打结固定,持续牵引缝线,将切除的组织纳入吻合器套管内,最后收紧击发吻合器。如有出血,行 "8" 字缝扎止血。

E. 自动痔疮套扎术:纳入肛门镜,用套扎器在齿线上 2cm 处直肠前壁薄弱区黏膜横行套扎 3~5 处、纵行套扎 3~4 行,且向上逐渐减少套扎点,使套扎部位呈三角形。

2) 经阴道手术

A. 切开修补术:将 0.2% 肾上腺素稀释后,充盈阴道后壁,于距阴道口0.5cm 处行弧形切口,于阴道后壁肌层行纵向梭形切口,将肌层与直肠黏膜剥离,肌层切口行荷包缝合,纵向梭形切口行间断加固缝合,确认无出血、阴道后壁增生组织后,将阴道黏膜用可吸收线缝合。

B. 补片植入术:于阴道外口黏膜与皮肤交界处行弧形切口,分离直肠阴道间隙,沿中线切开阴道后壁,分离阴道黏膜,游离两侧边缘,用可吸收线以同心圆方式缝合并闭合突出部,根据缺损情况植入补片固定,修剪阴道黏膜并缝合,会阴体行整体缝合。

C. 直肠阴道隔悬吊术:置入阴道镜,常规消毒,用组织钳钳夹子宫颈并显露阴道后穹隆,用 7 号线将直肠阴道隔上端两脚与阴道左右侧壁缝合悬吊,用可吸收线将阴道后壁直肠阴道隔断裂处悬吊在子宫后穹隆部,自阴道黏膜层穿入,缝至直肠阴道隔,潜行到达阴道后穹隆出针,将两线结间的黏膜层切开,打结缝线,并将线结埋于黏膜下层。

3)经会阴手术:主要指会阴部切开缝合术。于阴道、肛门间做一弧形切口,长约 4~5cm,并逐层分离至齿线上 2~2.5cm,折叠缝合直肠阴道隔、两侧肛提肌边缘及阴道横肌。术毕指诊示直肠前壁薄弱区消失。

4)经腹腔镜手术:腹腔镜下经腹切开腹腔,固定缝合直肠及阴道松弛的黏膜。

便秘一(出口梗阻型)

姓名:孔某　**性别:**□男　☑女　**出生年月:**1944-04-23　**民族:**汉族
文化程度:无　**职业:**无　**婚姻状况:**☑已婚　□未婚
初诊时间:2020-12-09
主诉:大便排出困难 2 个月余。

现病史:患者 2 个月前无明显诱因出现大便排出困难,便意频繁,需用开塞露辅助排便,平素大便呈球形,无便血、腹痛,偶有肛门疼痛、腹胀;1 个月前就诊于北京市二龙路医院,考虑直肠前突,建议手术治疗,后就诊于北京中医药大学东直门医院,予口服中药治疗,停药后症状复发。现患者为求进一步治疗,就诊于我科门诊,以"便秘"收住入院。

现症见:大便排出困难,便意频繁,需用开塞露辅助排便,平素大便呈球形,无腹痛、便血,偶有腹胀及肛门疼痛,纳眠可,小便调。

既往史(过敏史):否认肝炎、疟疾、结核病等传染病病史。甲状腺功能减退 40 年,现口服优甲乐(左甲状腺素钠片)2.5 片,1 次/d;患高血压 15

年,最高达 160/100mmHg,目前服用降压药替米沙坦片 80mg、1 次 /d,血压控制在 140/80mmHg 水平;患糖尿病 11 年,降糖方案为门冬胰岛素注射液8U 三餐前、20U 睡前,血糖控制不满意。否认冠心病、脑血管病、精神病等病史。5 年前因第 4、5 腰椎骨折行手术治疗,1 年前因第 3 腰椎骨折行手术治疗,手术过程予输血,具体用量不详。否认过敏史,预防接种史不详。

中医四诊:神色自如,形体正常,语声清,气息平,舌暗红,舌苔黄,脉滑数。

辅助检查:(膀胱截石位)①视诊:肛门外观无畸形,肛缘 11 点处可见一皮赘隆起。②指诊:肛门括约肌功能无异常,可触及凸向阴道的一个凹陷,深约 2.0cm。指套未染血。③镜检:直肠黏膜松弛,堵塞肛门口。

辨证分析:患者主因"大便排出困难 2 个月余"入院,病属中医"便秘"范畴。患者平素饮食不慎,损伤脾胃,脾胃功能损伤,日久燥热内盛,热移于下,耗伤肠道津液,令肠间干燥,宿垢滞留,发生便秘。观其舌暗红,舌苔黄,脉滑数,皆属热实之象。四诊合参,证属胃肠积热,病性属实,预后尚可。

中医诊断:脾系病(便秘)(胃肠积热)。

西医诊断:便秘(出口梗阻型)、直肠前突、直肠黏膜松弛,高血压 2 级,2 型糖尿病。

治法:

1. 二级护理,普食。

2. 完善各项检查,择期手术(拟行 PPH)。

3. 术后予氯化钠注射液 100ml+头孢唑肟钠注射液 1.5g 静脉滴注,每日 2 次。

4. 中药予消肿止痛汤加减,外用熏洗,以清热除湿,消肿止痛。拟方如下:

蒲公英 15g	生侧柏叶 12g	花 椒 6g	苦 参 15g
芒 硝 30g	麸炒苍术 15g	生地榆 20g	防 风 12g
关黄柏 12g	赤 芍 12g	生甘草 12g	五倍子 15g

共 7 剂,术后水煎坐浴,日 1 剂。

5. 适寒温,调情志,节饮食。

6. 手术过程 患者取右侧卧位,充分暴露肛门,用 0.5% 碘伏棉球对肛周进行常规消毒后,铺无菌洞巾,待麻醉效果满意,开始手术。肛门指诊,并扩肛后,用 0.5% 碘伏棉球再次对肛管进行消毒,插入扩肛器,用 7

号丝线自 4 个象限固定,套入缝扎器,在齿线上约 4cm 做一圈黏膜下荷包缝合,插入钉座头,收紧荷包,连接吻合器及组件,插入引线器,引出荷包线,打结,顺时针旋转吻合器尾部旋钮,使吻合器头部与吻合器接触紧密,使黏膜组织进入枪槽内,击发吻合器,并使其保持闭合状态约 1 分钟,逆时针旋转半圈,取出吻合器;观察吻合口 7 点位有一处活动性出血,给予跨吻合口 8 字缝扎,未见明显渗血。观察切除组织均匀,未见肌层组织,宽度约 1.5~1.8cm,送病检。指检直肠前突出吻合口对合良好,黏膜未触及薄弱处。术程顺利,出血不多,扩肛器下未见直肠黏膜堆积;撤除扩肛器后,见截石位 11 点肛缘皮肤回收不理想,故做 V 形切口,切除多余皮赘及剥离迂曲痔外静脉丛。整个术程出血约 5ml,将引流管置入肛内,用凡士林纱条覆盖切口,用叠形纱布加压包扎,安返病房。术后给予抗感染、止血、补液等对症治疗。

按语:便秘是临床常见疾病,既是病又是症,特别是老年性习惯性便秘,因其发生的病因病机复杂,临床疗效不一。现代医学对便秘病因的认识较以前有了很大提高,虽然病因明确,但是临床疗效仍难以十分满意。此例出口梗阻型便秘,精准诊断,精准治疗,临床疗效确切。如何达到如此精准的治疗,启发了我们更多的思考。①明确诊断的重要性,诊断是精准治疗的前提;②基于疾病本身的最合适的治疗方案;③局部解剖掌握全面,符合现代医学的微创理念,精细操作,减少局部组织损伤,结合肛门括约肌检括术,既解决了患者出口梗阻的问题,又能很好地减轻排便时因努挣对吻合口的局部刺激,大大减少了吻合口感染和吻合口瘘的发生,减少了术后并发症的产生。

【点评】

便秘是临床常见疾病,既可以作为单独的疾病出现,也可以是其他疾病的临床表现。对于便秘的治疗,内科、外科医师都做了很多努力,但往往疗效未必如意。目前,对于便秘的治疗,既有内科方面的保守治疗,也有外科方面的手术治疗。手术治疗主要解决器质性疾病引起的便秘。不同的器质性病变引起的便秘,手术方式也有所不同。如何确定合理的术式,需要医师在术前充分了解肛门和直肠异常的严重程度,做好术前评估,针对性选择合理手术方式。经肛门吻合器直肠黏膜环切术是治疗便秘的主要术式之一,但应严格掌握此类手术的适应证。

1. 便秘的分型

(1) 根据是否存在器质性病变,可分为:

1) 器质性便秘:指因肠道疾病(直肠病变、肛门病变等)、肠道外疾病

(精神神经系统疾病、内分泌系统疾病等),以及使用一些导致便秘的药物等所引起的便秘。

2) 功能性便秘:不存在器官的器质性病变,主要因不良生活习惯(如排便习惯、饮食习惯及精神压力等)引起的便秘。

(2) 根据不同的病理生理机制,可分为:

1) 排便障碍型便秘:由于盆底功能障碍或盆底肌协调运动障碍,导致粪便堆积于直肠内而不能顺利从肛门排出。

2) 慢传输型便秘:肠内容物从近端结肠向远端结肠和直肠运动的速度低于正常人。

3) 混合型便秘:兼具以上两型的原因和特点。

2. 便秘的病因

(1) 器质性便秘:因器官的器质性病变及使用相关药物所引起的便秘。①结肠肛门疾病:先天性巨结肠等先天性疾病。②炎性肠病、外伤或肿瘤等导致的肠腔狭窄。③直肠内折叠等导致的出口梗阻,以及痔疮、肛裂等肛管及肛周疾病等等。④肠外疾病:如脑梗死、截瘫、抑郁症、厌食等精神与神经疾病;甲状腺功能异常、糖尿病等内分泌系统疾病;子宫内膜异位症、前列腺癌等盆腔疾病;以及皮肌炎、硬皮病等肌病。⑤容易引起便秘的药物:吗啡、抗胆碱药、抗抑郁药等。

(2) 功能性便秘:目前病因尚不明确,可能与下列因素有关。

● 不良排便习惯:如抑制便意,如厕时间过长,排便注意力不集中等。

● 不良饮食习惯:如食物中膳食纤维含量过少。

● 不良运动习惯:如经常久坐或卧床。

3. 经肛术式的优缺点 经肛术式大多选择将痔上黏膜环形切除,以切除过多的直肠内堆积的黏膜,缓解直肠堆积导致的器质性便秘;同时,大多数女性患者因直肠前壁薄弱,容易合并直肠前突,而经肛术式可以很好地对直肠前突进行修补。相对于以前的经腹术式,经肛术式有了很大改进,减少了患者开腹的风险,疗效也有了进一步提升,但因术式只着眼于局部,也有一些局限性。

(1) 吻合位置过低,不能有效切除足够的黏膜,不能解除局部黏膜堆积的状态。

(2) 老年患者因年龄大,肛门括约肌功能下降,直肠黏膜的切除改变了直肠的顺应性,从而导致排便习惯的改变,甚至有极小概率引起肛门失禁。

（3）如何有效避免术后如厕时硬质粪便对吻合口的刺激,甚至努挣过大导致吻合口钛钉裂开而发生吻合口瘘。

4. 术后注意事项

（1）按时排便,早期给予软化大便药物干预。

（2）术后24小时禁食,减少食物对胃肠道的刺激,减少下床活动,确保吻合口的良性愈合。

（3）定期指检,明确吻合口的愈合情况及直肠黏膜是否再次脱垂。

5. 术后生活管理

（1）饮食管理:食用含有益生菌的食物,如奶酪也可帮助消化;增加食物中膳食纤维的含量,成年人每天摄入量应为25~35g,不宜突然摄入较多,否则可能导致腹胀和吃气。

高纤维的水果:如树莓、梨、带皮的苹果、香蕉、橘子、草莓等。

高纤维的蔬菜:如豌豆、西蓝花、萝卜、土豆、甜玉米等。

高纤维的粗粮:如麦麸、藜麦、燕麦、糙米、全麦面包等。

（2）多运动:可以帮助增强肠道肌肉的活动,对于卧床、运动少的老年患者益处更大。

（3）排便习惯:不要抑制便意,如厕时不用着急,但应避免时间过长、注意力不集中,减少外界因素干扰。可有意识地训练排便规律,如餐后20~30分钟。

（4）多饮水:尽量选择温水,如平日饮水不多,可咨询医师饮用什么液体可补充体内水分。

（5）缓解压力:通过深呼吸、心理意象或药物帮助缓解压力,减轻便秘症状。

便秘二（出口梗阻型）

姓名:樊某　**性别:**□男　☑女　**出生年月:**1980-07-22　**民族:**汉族

文化程度:小学　**职业:**无　**婚姻状况:**☑已婚　□未婚

初诊时间:2013-12-02

主诉:排便困难反复发作10余年,加重3年。

现病史:患者10年前无明显诱因出现排便困难,大便干,呈羊粪球状,4~5天一行,无腹胀、腹痛,偶伴少许便血,色鲜红,便后出血自止。初起未重视,自行口服多种药物治疗后,上症有所缓解。患者病情反反复复发作,均自行口服药物治疗。3 年前,上症再次反复发作,患者再次使用上述药物治疗,疗效逐渐减弱。今为求进一步诊治,遂来我院就诊,门诊以"便秘"收住我科。

现症见:排便困难,大便干,呈羊粪球状,4~5 天一行,无便血,偶有心悸气短,时感乏力,无发热、汗出、腹痛等不适,纳可,眠差,小便正常。舌淡红,苔薄白,脉细。

既往史(过敏史):患者既往健康,否认冠心病、高血压、糖尿病等慢性病病史;否认肝炎、结核病或其他传染病病史,预防接种史不详,否认外伤史。有手术史,先后于 2012 年、2017 年在固原市妇幼保健院行剖宫产手术,术后切口愈合良好。无输血史。否认药物、食物过敏史。

辅助检查:排粪造影示结肠冗长、直肠局限性前突(中度)、直肠黏膜脱垂,考虑会阴下降,请结合临床。

专科检查:①肛检:肛门居中,外观无畸形,截石位 1—2 点、10—12 点肛缘皮赘增生,质软色如常,同位齿线上黏膜隆起,表面光滑充血,与增生皮赘融合成团而脱出肛外。②指检:肛门功能良好,未触及异常肿块,退指指套未染黏液、脓血。③肛门镜下:见直肠下端直肠黏膜堆积,退镜时未脱出肛外。

辨病辨证依据:据病史、症状、体征,本病属中医"便秘"范畴。《医宗必读·大便不通》云:"更有老年津液干枯,妇人产后亡血,及发汗利小便,病后血气未复,皆能秘结。"多因患者体弱,多次生育,气血亏虚,精气衰退,气机不畅,大肠传导无力,导致大便排出不畅,排出费力;久病脾气虚弱,脾胃运化失司则便秘;久病脾肾亏虚,脏腑气机失调,膀胱气化无力,则倦怠乏力。大便近 1 周 1 次、质软,排便费力,排出不畅,伴肛门坠胀,便后可缓解,舌淡红,苔薄白,脉细。综观四诊,本病属虚秘之气虚,保守治疗,预后一般。

西医鉴别诊断:

1. 先天性巨结肠　婴幼儿期发病,大便 5~7 天一行,无疼痛,无便血。进行性排便困难,伴间歇性肠梗阻。

2. 粘连性肠梗阻　以往有腹部手术史,多次发作,发病时有阵发性腹痛、呕吐、腹胀,肛门停止排便、排气,X 线检查可见肠梗阻征象。

初步诊断:

中医诊断:便秘(气虚秘)。

西医诊断:便秘(出口梗阻型),直肠前突,直肠黏膜内脱垂。

诊疗计划:

1. 二级护理,普食。

2. 完善各项检查,暂予保守治疗。

3. 中药汤剂　治以益气健脾、滋阴润肠通便,方选补中益气汤合增液汤加减。

黄　芪45g　白术25g　茯苓10g　炙甘草10g

当　归15g　陈皮10g　升麻6g　柴　胡6g

生地黄20g　玄参15g　麦冬10g　火麻仁30g

5剂,水煎取汁200ml,早晚温服。

4. 辨证施膳指导　嘱患者多食薏米山药粥、当归黄芪炖肉等,多食绿色蔬菜及新鲜水果。

5. 适寒温,调情志,多食富含粗纤维的食物,如绿色蔬菜、瓜果、菌菇类等。

按语: 本例患者排便困难反复发作10余年,曾服用多种药物治疗,但随着病情的进展,再次用药后疗效逐渐减弱,直至4~5天方能解出,且粪便干结如羊屎。结合患者病史、症状来看,辨证用药以通为用,但是患者又伴有心悸气短、乏力等伴随症状,且其脉象为细,脉证不符。再次追根溯源,患者既往有2次剖宫产史,产后亡其津液,患者又自行使用多种含有硝、黄之品的泻下药,犯虚虚之戒,久而久之,致大便干结,难以解出。综观四诊,辨证以妊娠剖宫产史、心悸气短、乏力、脉细为切入点,考虑气虚致大便秘结,加之长期口服多种泻下药,伤及阴液,肠道津液不足,所以大便干结;直肠黏膜内脱垂亦由气虚所致。方选补中益气汤合增液汤加减,既补中气,又兼顾肠中被伤阴液,且佐以润肠之品,疗效显著。

陈旧性会阴撕裂伤

姓名: 王某　**性别:** □男　☑女　**出生年月:** 1975-04-22　**民族:** 汉族

文化程度: 小学　**职业:** 无　**婚姻状况:** ☑已婚　□未婚

初诊时间: 2022-04-27

主诉: 稀便不能控制26年,排便困难1年。

现病史: 患者诉26年前因宫内死胎引产致会阴撕裂伤,行缝合术。患者随着年龄增大,逐渐出现稀便失禁、不自主排气、肛门收缩无力及肛门坠胀等症状,因家务繁忙一直未予治疗。1年前,口服药酒后出现大便排出困难,常4~5天1行,质黏,排出量少,稀便仍不自主流出、不自主排气,排便不尽,伴肛周潮湿,伴上腹部胀满、肛门坠胀,偶有肛门疼痛,无便血。曾间断口服多潘立酮、兰索拉唑胶囊、六味安消散、酪酸梭菌二联活菌胶囊、复方消化酶胶囊等药物治疗后,2~3天1行,排便较前通畅,但排便量少,排便不尽,上腹胀满好转。曾就诊于石嘴山市第一人民医院、兰州大学第二医院对症治疗,上述症状时轻时重,反复发作。现为求治疗来我院,门诊以"会阴损伤、便秘、混合痔"收入院。

现症见:大便排出困难,4~5天1次,质黏,排出量少,排便不尽,便稀时常不自主流出,伴肛门坠胀不适,上腹胀满时作,小便正常,时感头晕、乏力、口干、口苦,时有胸闷、气短等不适,纳食少,寐安。

既往史(过敏史):既往健康。否认冠心病、高血压、糖尿病等慢性病病史,否认肝炎、结核病或其他传染病病史,预防接种史不详,否认外伤史。26年前因宫内死胎引产致会阴撕裂于当地卫生院行缝合术(具体术式不详);于2021年在石嘴山市第一人民医院因"子宫内膜增厚"行"清宫术"。无输血史。否认药物、食物过敏史。

辅助检查:①新型冠状病毒核酸检测阴性;②电子结肠镜示升结肠憩室,余未见明显异常。

专科检查:①肛检:肛门居中,肛周潮湿,有渗液,肛周及会阴皮肤、会阴体及肛门外括约肌浅部、皮下部及部分肛门内括约肌撕裂,可见直肠及阴道黏膜外露,黏膜充血水肿;截石位5点、7—8点肛缘皮赘增生,质软、色如常,肛门镜下见距肛缘3cm以上直肠黏膜光滑,无明显充血;截石位5点、7—8点、12点齿线上黏膜隆起,表面光滑充血,部分与增生皮赘融合成团而脱出肛外。②指检:肛门松弛、收缩无力,触痛明显,距肛缘2cm处阴道与肛管相通,未触及异常肿块,指套未染脓血、黏液。

辨病辨证依据:据病史、症状、体征,病属"阴挺"范畴。患者素体虚弱,中气不足,加之早婚多产致肾气亏损、气虚下陷,无以摄纳,致乏力、胸闷、气短;或产后处理不当,损伤包络、带脉失约,或分娩时用力过度,会阴损伤,致稀便不自主流出。加之患者正处于绝经前后,肝肾亏虚,冲任二脉逐渐亏少,天癸将竭,精气、精血不足,脏腑、清窍失于濡养,而致头晕。《医宗必读·大便不通》云:"更有老年津液干枯,妇人产后亡血,及发汗利小便,病后血气未复,皆能秘结。"患者为绝经期女性,年老气血亏虚,气虚则大肠传导无力,大便排出困难,4~5天1次,质黏,排出量少,排便不尽。舌淡白,苔薄白,脉沉细。四诊合参,证属脾肾气虚,病位在魄门,需手术治疗,预后良好。

中医鉴别诊断:

1. 脱肛 多因年老体弱,脾虚气陷,或幼儿肾气未充,便时肛门内肿物脱出。脱出物为环状、螺旋状或球形,脱出长短不一,表面有环形沟,黏膜色红润,日久可糜烂出血,伴有黏液分泌。通过排粪造影及肛门镜检查可确诊。

2. 悬珠痔 脱出物呈杵状,色淡红,质地韧,无疼痛,无便血,可脱出肛外,与大便无关,基底位于齿线处。通过肛门镜及指检可鉴别。

西医鉴别诊断:

1. 克罗恩病肛管溃疡 克罗恩病在肛管直肠周围的表现以肛裂最为多见。病变通常与脓肿和瘘管并存,裂口单发或多发,部位不限于前、后正中,裂口边缘有潜行道,创面有稀薄脓性分泌物,疼痛较轻。部分患者伴有肠道表现。需行组织学检查,或肠镜、钡餐透视等检查,以明确诊断。

2. 直肠脱垂 多发于小儿或老年患者,脱出物为环状或螺旋状,表面有环形沟,无静脉曲张,日久糜烂出血,脱出后有黏液分泌。通过肛门镜及指诊易鉴别。

初步诊断:

中医诊断:阴挺(脾肾气虚)。

西医诊断:陈旧性会阴撕裂伤,大便失禁,便秘,混合痔。

诊疗计划:

1. 病情评估 患者中年男性,营养良好,生活自理,既往无脑血管疾病,生命体征平稳,依从性良好。

2. 肛肠科二级护理。

3. 完善入院相关检查,如血常规组项、血型定型、尿常规、便常规、凝血六项常规、乙肝全套、丙肝抗体、梅毒、HIV、肝肾功能;腹部彩超、心电图等检查;胸部CT检查以排除新型冠状病毒感染。

4. 中医治疗 拟予参苓白术散合肾气丸加减。

党　参15g　白　术15g　茯　苓10g　山药20g

白扁豆10g　桔　梗10g　炙甘草10g　砂仁10g(后下)

桂　枝 10g　干地黄 15g　山茱萸 10g　丹皮 10g

泽　泻 10g

日 1 剂,冷水煎 600ml,分 3 次饭后温服。

5. 择期手术治疗。

6. 向患者及家属交代病情。

7. 辨证施膳指导　宜食用清淡、易消化饮食,忌食动物内脏,多食蔬菜等富含纤维素的食物,宜食银耳莲子粥以清热解毒,多食大豆、玉米面、燕麦片等食物。

手术过程:

1. 麻醉成功后,留置尿管,患者取俯卧折刀位,术区常规消毒并铺无菌巾。

2. 会阴部做">-<"形切口,切开皮肤及皮下组织并适当游离,作为皮瓣备用;沿直肠阴道隔界面锐性分离阴道壁和直肠壁,游离出肛门括约肌断端。

3. 用稀释的碘伏溶液冲洗创面,将两侧肛门括约肌断端间断折叠,缝合肛门内括约肌,间断缝合肛管侧和阴道侧以延长肛管及阴道,将肛门外括约肌断端向中央牵拉后重叠缝合。

4. 皮下留置硅胶引流管并自左侧切口旁另戳孔引出固定,外接负压引流球;两侧皮瓣交错转移后间断缝合。

5. 指检肛门可容纳一指,用纱布包扎,用敷贴固定。整个手术过程顺利,麻醉满意,术中出血少。术毕患者安返病房。

按语:会阴撕裂伤表现为肛门括约肌部分或全部断裂,甚至裂伤至直肠黏膜;其主要症状为大便失禁,可伴性生活障碍和张力性尿失禁。本患者属于Ⅲ度撕裂伤,采用了经会阴肛门括约肌修补成形术,术后肛门括约肌功能恢复正常,术后切口恢复后直肠肛门压力测定较术前明显提高,手术效果显著。术后 3 个月、6 个月、12 个月随访,均未出现漏粪等情况,可谓临床治愈。

【点评】

陈旧性会阴撕裂伤多由多产、产时接生条件和技术差、产后恢复不良等造成,是分娩的严重并发症。分娩引起的会阴撕裂伤不仅可造成生理疾病,更会造成严重的心理疾病。

造成会阴撕裂的原因主要有:会阴部软组织过紧、缺乏弹力;胎头压迫造成的会阴部水肿;耻骨弓位置过低;胎儿体重过大;胎儿娩出过快;助产时操作不当,如保护会阴时没有协助胎头使其充分俯屈,没有帮助会阴使其充分松弛,或胎肩娩出时没有继续保护会阴等;不按分娩机制使用胎头吸引器、产钳、臀牵引等助产或助产手法粗暴,术者与助手操作配合不当,或没有充分侧切时,均可造成会阴撕裂伤。分娩时,由于局部承受压力大,容易引起不同程度的裂伤。

根据撕裂涉及的解剖结构,严重的会阴撕裂可分为两类:涉及肛门括约肌复合体的Ⅲ度会阴撕裂伤和延伸至直肠黏膜的Ⅳ度会阴撕裂伤。

严重的会阴撕裂与后期大便失禁和盆腔器官脱垂均有关。临床指南强调了产科肛门括约肌损伤的危险因素的重要性,以防止严重的会阴撕裂。目前,几个危险因素已被确定,包括初产、大胎儿尺寸、阴道工具分娩、枕后位等。分娩时即刻出现的疼痛和不适可能会持续很短的时间,然而分娩时损伤造成的一些后果可能会导致终生不适,如肛门失禁。肛门失禁的特征是固体或液体大便不自主丢失。大小便失禁、气体的不自主排出,也属于肛门失禁。产科肛门括约肌损伤的定义为分娩时阴道口、会阴、肛门内外括约肌撕裂。产科肛门括约肌损伤包括Ⅲ度、Ⅳ度会阴撕裂伤。Ⅲ度会阴撕裂伤定义为肛门括约肌的部分或完全断裂,可能涉及或同时涉及肛门内外括约肌。Ⅳ度会阴撕裂伤的定义是肛门括约肌的破坏与直肠黏膜的破坏。会阴外伤是阴道分娩中较为常见的一种疾病,会给产妇带来直接和远期的生理并发症。肛门括约肌撕裂伤是阴道分娩的一种严重并发症,有可能造成严重的长期后果,如肛门失禁。

那么,Ⅲ度会阴撕裂伤合并肛门失禁的治疗方法主要有哪些呢?

1. 保守治疗 会阴撕裂伤最严重的且对患者影响最大的是肛门括约肌损伤所致的气体、液体、固体失禁,可对患者造成严重的身心伤害。目前,轻度肛门失禁,如仅仅不可控制气体及液体大便的患者,可给予饮食调整、药物治疗、排便训练或生物反馈等保守治疗方法,临床疗效肯定。

(1) 饮食调整:对管理排便起着很重要的作用,因为腹泻和便秘均可导致失禁。饮食建议必须针对根本原因,否则可能无效或适得其反。对于因腹泻而加重大便失禁的患者,或因粪便软而引起直肠疾病的患者,可以建议增加膳食纤维摄入量并减少全麦摄入量,如谷物、水果和蔬菜类。忌食含有天然的通便化合物的食物,如鸡蛋、李子、豆类、卷心菜、香料(尤其是辣椒)、酒精和咖啡因。其中,咖啡因会降低肛管的静息状态,可引起腹泻。而维生素C、镁、磷和钙补充剂的过量服用可能会增加大便失禁。轻度失禁患者或不适合手术的患者可以采取保守治疗,可通过使用粪便增稠剂和高纤维摄入量来获得固定的粪便,而后在一天的某个特定时间内使用甘油栓剂以促进疏散;栓剂会引起直肠扩张,若重复使用,直肠体积可能会增加,并会刺激直肠扩张,然后患者可处于排便状态,直到下一次人工诱发的排便。

(2) 药物治疗:各种药物制剂主要包括吸附剂、三环抗抑郁药、膨胀剂、胆盐黏合剂、外用制剂。目前,治疗大便失禁的局部乳膏或口服药物具有明显疗效。因此,将来可能会主要研究新的药物制剂。对于轻度肛门失禁,或因大便偏稀而导致大便失禁的患者,此种方法可能会有所帮助。目的是,在计划时间内完成一次完全的排便,减少大便源源不断向外溢出。此方法对患有神经系统疾病、糖尿病和先天性肛门直肠畸形的患者很有用。

(3) 物理治疗:①排便训练是指训练肛门括约肌,通过刺激肌肉和有规律的肛门括约肌运动来增加肌肉活动。电刺激不会导致肛门张力增加,但可使肌肉疲劳性退化。如果收缩可以持续 50~60 秒,则可增加直肠顺应性,然后可以节制排便。②骨盆底锻炼是指通过增强骨盆底肌肉而达到节制排便的方法。主要方法是,收紧盆底肌肉,就像试图中止排尿时收缩肌肉一样,每天完成几次,每次完成几组。这种训练无论站着、坐着或躺着,都可完成。

(4) 生物反馈疗法:目前作为一种有效的治疗大便失禁的方法,生物反馈疗法已被广泛接受。这种学习也被称为工具性学习或操作性条件反射。生物反馈训练的方法有两种:①使用测压技术训练直肠扩张的反应;②与直肠扩张无关,用肌电图或测压技术进行肌肉强化。通常可在 3~5 个训练阶段后获得改善。生物反馈疗法比较适用于有一定能力主动收缩肛门外括约肌和有完整直肠感觉的患者。在患有大便失禁的不同患者中进行生物反馈训练,改善的结果从 64%~89% 不等,总体成功率约为 70%。治疗后,症状改善可能会持续数年。但因肛门括约肌损伤引起的肛门失禁,保守治疗往往不能达到满意的效果;对于部分症状较轻的患者,可以缓解其症状,治标不治本。因此,对于大便失禁较为严重的患者,通常建议行手术治疗,减少因多次就医而效果甚微造成的严重心理创伤。

2. 手术治疗　Ⅲ度会阴撕裂伤修补术的关键是缝合肛门括约肌。目前,临床上可用于会阴撕裂修补的术式有以下几种:①经阴道修补术:此手术方法操作简单,临床上较为常用,但多数由于缝合时张力较大,造成复发率较高。②直肠移动瓣技术:此手术方法损伤小,不需切断肛门括约肌。

但对于损伤较重的患者,若推进瓣张力过大,组织愈合情况不理想。③新技术:随着科技的发展,会阴撕裂修补术的方法也有重要进展,比如越来越多的学者报道,将各种改良修补术、生物补片修补技术以及藏线缝合修补技术应用于会阴撕裂伤的修补中,均取得了一定成效。但报告显示,这些手术的术后复发率较高,术中不易操作,若多次手术失败,可加重患者经济及身心健康的负担。

重度会阴撕裂伤的关键是肛门内外括约肌的断裂,故越来越多的医师采用肛门括约肌修补术来治疗会阴撕裂伤;其基本术式包含两种,一种是端对端吻合术,另一种是重叠吻合术。所谓端对端吻合,是将撕裂括约肌的两断端点对点缝合;而重叠吻合则是将撕裂括约肌的两断端先部分重叠后再缝合。因断裂的肛门括约肌会向两侧回缩变短,端对端吻合仅将断裂的肛门括约肌拉合,且由于回缩的肛门括约肌张力较大,简单的端端吻合易导致缝合失败、伤口裂开,并没有达到完全修补,故而推荐使用重叠吻合术,即将断裂的肛门括约肌断端重叠后缝合。重叠吻合术可减少吻合口的缝合张力,避免切口因张力过大而裂开。在众多手术方式中,重叠吻合术针对括约肌损伤的肛门失禁,效果甚佳;该手术通过重叠缝合损伤的肛门括约肌,减少因肛门括约肌张力较大造成的切口裂开,并通过肛门括约肌复合折叠加强,以及直肠阴道隔的重建,使得肛管直肠前壁厚度得到加强,同时加强了肛门括约肌的力度,从而使肛门失禁得到有效控制;该手术按照肛门括约肌原有的解剖结构进行缝合,可增加收缩力度。

会阴撕裂修补术在手术过程中应注意缝合时避免穿透直肠黏膜,以免引起感染。而合并直肠阴道瘘的患者,在修补时应切除瘘管,使直肠壁产生新的创面,此时缝合直肠壁,且不能使缝线露在肠腔内,因直肠是储存粪便的主要场所,而粪便内含有大量肠道细菌,若切口感染后可导致手术失败。缝合阴道后壁时以正常的阴道黏膜覆盖并缝合,在不造成阴道狭窄的基础上,需尽量去除瘢痕组织,避免因瘢痕组织脆性大、血供少而造成修补失败,并注意消灭死腔。

术后可能出现的并发症主要为切口感染、裂开,肛门括约肌修复后再断裂等,因此术后处理也非常重要,应积极预防感染,加强术后护理,及时清理术区分泌物,术后3天患者应卧床休息,避免下地行走,增加切口张力,造成切口裂开或完全断裂。术后3个月内禁止性生活,避免切口裂开。术后3~6个月应完善经阴道、肛门彩超检查肛门括约肌连续性,观察是否出现肛门括约肌修复后再断裂。拥有结构完整和功能正常的肛管直肠环（肛门内括约肌、直肠壁纵肌下部、肛门外括约肌深部及邻近的部分肛提肌纤维），正常的直肠内容量、肛管闭合性及肛门皮肤感觉，才能保证直肠肛管的节制功能。

会阴撕裂后，通过手术治疗虽然可以治愈，但患病期间可给患者造成严重的精神影响，应加强育龄期女性对生育知识的了解，避免家中分娩或非医务人员私自接生。若已发生会阴撕裂，应选择正规医院及时就医治疗。

婴幼儿肛周脓肿

姓名：宋某　**性别**：☑男　□女　**出生年月**：2021-04-09　**民族**：回族

文化程度：无　**职业**：农民　**婚姻状况**：□已婚　☑未婚

初诊时间：2022-03-15

主诉：肛旁反复起一肿块 3 个月，加重 1 周。

现病史：患儿家属代诉，3 个月前患儿肛旁突起一蚕豆大小肿块，按压肿块时患儿哭闹不止，无畏寒、发热，自用药膏（具体药物不详）外抹后肿块破溃，按压时有黄白色脓液自肛内流出。此后 3 个月，此处肿块反复隆起，自用上述药物后肿块破溃流脓。1 周前，此部位再次起一肿块，且肿块较前增大，今为求系统治疗来我院就诊，门诊以"肛周脓肿"收住我科。

现症见：肛旁起一肿块，无畏寒发热，纳可，眠安，大便偏干、1~2 次 /d，小便正常。

既往史（过敏史）：患儿既往健康，否认冠心病、高血压、糖尿病等慢性病病史；否认肝炎、结核病或其他传染病病史，按时按需预防接种，否认外伤史，否认手术史。无输血史。否认药物、食物过敏史。

辅助检查：新型冠状病毒核酸检测阴性。

专科检查：①肛检：肛门居中，外观无畸形，截石位 8—10 点肛缘外 2.5cm 处可见一大小 2.0cm×2.5cm 肿块，质略硬，中央波动感不明显，局部肤色潮红，肤温略高。②指检及肛门镜未查。

辨病辨证依据：患儿为男性，病属中医"肛痈"范畴。《外科正宗》云："夫脏毒者……蕴毒流注肛门结成肿块。"患儿脾胃运化失司，湿从内生，湿与热结，先伤于下，致肛门部气血瘀滞，热盛肉腐，化腐为脓，而发为痈。脓毒结聚，不能走散则胀痛。舌质红，苔黄腻，脉弦滑。二便通畅。四诊合参，证属实证之热毒炽盛,病位在魄门,需手术治疗,预后可。

中医鉴别诊断:

1. 肛周疖肿　病灶仅限于皮肤或皮下,发病与肛管组织无关,溃破后不形成肛瘘,一般无恶寒、发热。通过肛门镜及指诊可鉴别。

2. 尾闾痈　多发于骶尾部,初起见局部红肿,有毛发、碎骨等,病灶局限,日久可损及骶尾骨质,溃破形成窦道,与肛管组织无关。

西医鉴别诊断:

1. 坐骨结节囊肿　表现为臀部红肿热痛,发热明显,但肿块质硬,无波动感。B超可见病灶与坐骨结节相连,不与肛门相通。穿刺时可抽出淡黄色囊液,术后病理可证实。

2. 骶前囊肿　为先天性疾病,一般无明显局部症状,当感染时或与直肠后间隙脓肿相似。肛内指诊时可触及直肠后肿块,表面光滑,压痛多不明显,有囊性感。X线检查可见骶前肿块,内有散在钙化影。

初步诊断:

中医诊断:肛痈(热毒炽盛)。

西医诊断:肛周脓肿。

诊疗计划:

1. 病情评估　患儿为男性,营养良好,生活不能自理,需家属陪护,治疗以手术为主。

2. 完善入院相关检查,如血常规、血型定型、凝血六项、肝功能、肾功能、乙肝组套、丙型肝炎抗体测定、HIV+梅毒、尿液分析与沉渣定量、粪便常规+隐血、腹部彩超等。

3. 择期手术治疗。

4. 向患儿家属交代病情。

手术过程:

1. 麻醉成功后,取右侧卧位,充分暴露肛门,术区常规消毒,并铺无菌巾。

2. 在截石位9点脓肿波动最明显部位做放射状切口,钝性分离脓腔,引流出黄白色黏稠脓液约10ml,搔刮并切除坏死、腐败组织,切口大小为1.0cm×2.0cm。

3. 用凡士林纱条覆盖切口,用叠形纱布加压包扎,术毕。整个手术过程顺利,麻醉满意,术中出血少,术毕患者安返病房。标本送病理科做病理检查。

按语：相较于常见的表浅型肛周脓肿，本例患儿虽属初次发病，但病情较重，脓肿距离肛门较远，侵及范围也较广、较深；经过术前病例讨论，为了减少对患儿肛门括约肌的损伤，手术方式选择以切开引流术为主。婴幼儿由于生长发育的特点，哪怕是形成肛瘘，只要治疗及时，也有一定的自愈性；如果形成肛瘘的时间超过半年，且病情反复发作，那么其自愈的可能性就很低了，此时再进行二期手术，仍然可以治愈。针对婴幼儿肛瘘的发病特点来看，术后需要做好婴幼儿的护理工作，同时对其大便进行干预，防止便秘和腹泻对肛周切口的刺激；术后要按时换药，换药时要清理干净切口内残余的粪便残渣，同时清理切口生长时的分泌物，减少对切口的刺激，防止继发性感染的发生。

【点评】

婴幼儿肛周脓肿是肛腺、肛窦细菌感染导致的肛管直肠周围间隙化脓性疾病，根据发病原因可分为原发性和继发性，是临床上的常见病，且男性婴幼儿明显高于女性婴幼儿，这可能与男性肛腺比较发达相关（分泌腺体较多，增加了感染概率）。高发病率以及疾病的特殊性，在一定程度上使其成为肛肠疾病诊疗的禁区之一。近年来，随着技术的进步以及对婴幼儿肛周解剖的精细化研究，婴幼儿肛周脓肿已经成为肛肠外科开展的常规手术，同时婴幼儿肛周疾病也成为肛肠外科研究的重点内容。

中医仍将婴幼儿肛周脓肿归属"痈疽"范畴，称其为"坐马痈""脏毒"等。中医认为，婴幼儿肛周脓肿的病因病机是燥火、风热、肛门周围有肛痈、实热内蕴直肠等，使用具有透脓化瘀、清热解毒、养阴益气等功效的中药实施治疗，能够达到一定疗效。通常采用外治、内服的方法治疗，经常使用的药物包括鱼石脂软膏、金黄膏等。有人认为，婴幼儿肛周脓肿与胎毒湿热有关，治疗时可以将清泻内伏作为主要宗旨。土茯苓是治疗此类疾病的首选药物，这是因为土茯苓具有健脾止泻的作用；同时，也可以选择蒲公英、金银花、鹿衔草、虎杖及黄柏等具有解毒消痈、利湿清热功效的中药。由于患有肛周脓肿的婴幼儿通常有大便不成形、腹泻等，在治疗时可以将养护患儿的脾胃功能作为主要宗旨。此外，婴幼儿本身有极强的生命力，生机旺盛、脏气清灵、发育快速、容易康复，故而对创面有很强的修复能力，也能够较快恢复组织功能。从目前的研究成果来看，可应用于患儿的中药处方中大多包括天花粉、贝母、没药、乳香、甘草、金银花、穿山甲、白芷、当归、陈皮、赤芍及防风等，治疗时使用药液进行熏洗、足浴，同时辅助外敷二黄解毒软膏以实现活血化瘀生肌、解毒消肿的治疗效果。但药物治疗一般只对初期肛周脓肿有效,而在脓肿发展成熟之后需要及时采用切口引流术治疗,同时配合术后中药治疗可提升治疗效果。

手术仍是治疗婴幼儿肛周脓肿的主要手段。手术方式有切开引流术、一次切开根治术、切开挂线术、拖线术、内堵外排术等。出于对婴幼儿肛门功能的保护,一期切开挂线的手术方式是临床医师应用最多的术式。一期切开挂线术是对已经发生感染和原发内口的肛腺进行正确处理,确保脓腔和内口敞开,对脓腔穿过肛门括约肌的部分采取挂线治疗,进而实现一次性根治的治疗目标,避免形成肛瘘,不再进行二次手术。因为该方法能够有效预防后遗肛瘘,避免在切开引流术后再次进行肛瘘手术,因此临床上对该方法的应用越来越普遍,并且随着手术以及科学技术的发展,逐渐形成了很多改良的手术治疗方法。准确找到内口并且切除,可以准确且彻底处理好原发内口及肛窦感染。手术过程中可以采用探针法、染色法、触摸法等。此外,一期切开挂线术还能减轻患者的经济压力,与分期手术治疗方法相比,更加具有优势。但需要注意的是,应考虑婴幼儿的身体情况以及操作的准确性、安全性。

中西医结合在治疗婴幼儿肛周脓肿方面也逐渐得到医学界的认可,主要是指采用根治性手术治疗的同时,联合内服、外洗中药确保一次性根治。由于该方法具有疗程短、症状消失快、损伤小、费用低、复发率低及安全性高等优势,在临床上的应用越来越普遍。

切开引流术是传统的手术治疗方法,首先是对患者实施单纯的脓肿切开引流,这样术后会形成肛瘘,而后针对肛瘘进行手术,一般在2~3个月形成肛瘘之后再次实施挂线手术或肛瘘切除术。这样的手术治疗方法虽然简单,能够暂时帮助患者缓解痛苦,但是后期发生肛瘘和脓肿复发的可能性比较大,一般需要再次进行手术。但是也有相关理论认为,实施分期治疗的方案具有可行性,尤其是病灶范围大、病程长以及位置较深的患者,适合采用该方法进行治疗。也有医师在实施切开引流术后,联合坐浴、中药换药等方法对患者实施分期综合治疗,同样可以得到较好的治疗效果。

内堵外排疗法采用内堵外排方法治疗婴幼儿肛周脓肿时,可以在脓肿最高点做一个棱形切口,将脓腔充分分离,用纱条进行填塞引流操作,而后对患者进行纳肛(使用3g红霉素眼膏),同时术后每次大便后在纳肛处使用1g红霉素眼膏,直至切口愈合。此外,红霉素对革兰氏阳性菌、大肠杆菌等有很好的杀灭效果,而引起婴幼儿肛周脓肿的感染菌主要是以上细菌。

拖线术用于治疗范围较大的婴幼儿肛周脓肿。治疗时,需要靠近内口肛管做放射状切口,术中探查清楚脓肿的位置和范围之后,在最远端做一辅助切口,将7号医用丝线(10股)在主切口和辅助切口之间引入,丝线两端的结需要呈现松弛环状。手术换药过程中,将丝线清洁干净之后,可以使用提脓祛腐类药物,按照瘘管创腔和分泌物情况逐步将拖线拆除,合理使用棉垫压迫,以此促进手术创腔的愈合。

微创手术治疗婴幼儿肛周脓肿,是一种能够保留肛门括约肌的手术方法,并且能够对肛门功能发挥出很好的保护作用,进而减少住院时间,降低治疗费用,可以保证肛周功能以及形态的完整性,故而在临床得到的关注也越来越多。微创手术与外科治疗的发展趋势相符,发展前景广阔。根据挂线时橡皮筋调整的松紧程度又可以分为虚挂引流和切口挂线引流。与挂线对比,虚挂能够显著减轻患者术后的疼痛感,减少患儿排尿困难症状,并且能够有效保护肛门。从虚挂引流发展而来的旷置疗法也是一期手术中的一种形式,是将虚挂、切开或置管疗法相结合的一种治疗措施,可分为切开置管引流术、切开虚挂引流术两种。前者是在处理好内口之后,置管位置则在脓腔顶端,从而达到彻底引流的目的;后者同样有彻底引流、保护肛门功能及减缓疼痛感等作用。

在科学技术的进一步发展过程中,电子仪器在医学中的应用越来越广泛,在婴幼儿肛周脓肿的临床治疗过程中也将发挥更为积极的作用。从目前的文献情况来看,很多方法可以治疗婴幼儿肛周脓肿,也各有优点,这就需要在临床上结合患者的具体情况选择治疗方法,但无论哪一种方法,它们的治疗原则都相同。在治疗方法的未来发展中,同样是以提高治疗效果、减小疾病和治疗损伤、减轻患者痛苦以及规范治疗等为主。

直肠周围脓肿(肛提肌上脓肿)

姓名:郭某　**性别**:☑男　□女　**出生年月**:1975-05-17　**民族**:汉族
文化程度:本科　**职业**:职员　**婚姻状况**:□已婚　☑未婚
初诊时间:2022-03-04
主诉:肛门胀痛不适1周。
现病史:患者诉1周前活动后感肛门异物感,夜间即觉肛门胀痛不适,肛旁未触及明显肿块;患者未予重视,未系统用药及诊治。随着病情发展,患者自觉疼痛较前渐进性加重,伴肛门坠胀,行走坐卧不便,吸气、咳嗽时隐痛,自行予膏剂(具体药物不详)外涂后,症状未见明显好转。2 天前,患者就诊于"宁夏医科大学总医院",经查诊断为"肛周脓肿"并建议手术治疗。今患者为求系统诊治,遂就诊于我科,门诊以"直肠周围脓肿"收住病区。

现症见:肛门部胀痛不适,伴坠胀感,吸气、咳嗽时隐痛,无发热、恶寒等不适,大便每日 1 次、质软通畅,小便利,纳可,眠安。

既往史(过敏史):患者既往健康,否认冠心病、高血压、糖尿病等慢性病病史;否认肝炎、结核病或其他传染病病史,预防接种史不详,否认外伤史。有手术史:于 2004 年在"银川市第一人民医院"因"混合痔"行手术治疗(具体治疗不详),术后切口愈合良好。无输血史。否认药物、食物过敏史。

辅助检查:新型冠状病毒核酸检测阴性。

专科检查:①肛检:肛门居中,外观无畸形。肛周未见局限性肿块隆起,局部无红肿。②指检:截石位 6—7 点肛管直肠环上可触及一约 3.0cm×3.0cm 大小饱满性肿块,触痛明显。退指指套未见染脓血、黏液。

辨病辨证依据:据病史、症状、体征,病属中医"肛痈"范畴。《外科正宗》云:"夫脏毒者,醇酒厚味,勤劳辛苦,蕴毒流注肛门结成肿块。"多因饮食不节,脾胃运化失司,湿从内生,湿与热结,先伤于下,致肛门部气血瘀滞,热盛肉腐,化腐为脓,而发为痈。脓毒结聚,不能走散,则胀痛明显。舌质红,苔薄黄,脉弦滑,二便通畅。四诊合参,证属实证之热毒炽盛,病位在魄门,需手术治疗,预后可。

中医鉴别诊断:

1. 肛周疖肿　病灶仅限于皮肤或皮下,发病与肛管组织无关,溃破后不形成肛瘘,一般无恶寒、发热。通过肛门镜及指诊可鉴别。

2. 尾闾痈　多发于骶尾部,初起见局部红肿,有毛发、碎骨等,病灶局限,日久可损及骶尾骨质,溃破形成窦道,与肛管组织无关。

西医鉴别诊断:

1. 畸胎瘤感染　此为先天性疾病,一般无明显局部症状,当感染时或与直肠后间隙脓肿相似。肛内指诊可触及直肠后肿块,表面光滑,压痛多不明显,有囊性感。X 线检查可见骶前肿块,内有散在钙化影。

2. 骶前囊肿　此为先天性疾病,一般无明显局部症状,当感染时或与直肠后间隙脓肿相似。肛内指诊可触及直肠后肿块,表面光滑,压痛多不明显,有囊性感。X线检查可见骶前肿块,内有散在钙化影。

初步诊断:

中医诊断:肛痈(热毒炽盛)。

西医诊断:直肠周围脓肿(肛提肌上脓肿)。

诊疗计划:

1. 病情评估 患者为中年男性,营养良好,生活可自理,既往未合并慢性病,现生命体征平稳,手术指征明确,可行手术治疗。

2. 肛肠科二级护理。

3. 完善入院相关检查,如血常规组项、降钙素原、血型定型、尿常规、便常规、凝血六项常规、乙肝全套、丙肝抗体、梅毒、HIV、肝肾功能;腹部彩超、心电图、胸部CT检查(以排除新型冠状病毒感染);经直肠腔内彩超,以明确病变范围。

4. 中医汤剂治疗 拟予中药透脓散加减,口服,以凉血消肿、透脓外出。方中生黄芪益气托毒,赤芍、生地黄清热凉血,川芎、当归活血行气,黄柏清热燥湿,连翘、金银花清热解毒,路路通祛风通络,皂角刺软坚散结,炙甘草调和药性。拟方如下:

生黄芪30g　赤　芍10g　川　芎10g　当归尾10g

黄　柏10g　连　翘15g　皂角刺10g　炙甘草6g

路路通15g　生地黄10g　金银花15g

日1剂,冷水煎600ml,分3次饭后温服。

5. 完善相关检查后,拟行手术治疗。

6. 向患者家属交代病情。

7. 辨证施膳指导 宜食用清淡、易消化饮食,忌食动物内脏,多食蔬菜等富含纤维素的食物,宜食银耳莲子粥以清热解毒,多食大豆、玉米面、燕麦片等食物。

手术过程:

1. 麻醉成功后,取右侧卧位,充分暴露肛门,术区常规消毒,并铺无菌巾。

2. 指检再次探查脓肿部位,明确病灶部位,发现脓肿位于截石位6—7点肛管直肠环上,退指指套染少许黄色脓液;插入肛门镜,见截石位6—7点齿线上约2cm处有一破溃口,可见黄白色脓液自此流出;将中弯钳于破溃口处探入,钝性分离脓腔,扩大破溃口,引流出黄白色脓液约10ml;探查脓腔,发现脓腔向截石位 6—7 点肛缘齿线处走行,脓腔位于肛门内、外括约肌之间;将脓腔切口延伸至截石位 6 点肛窦处,将弯钳自截石位 6—7 点脓腔顶端穿出,用右手持橡皮筋并伸入肛内,用弯钳钳夹橡皮筋并从截石位 6—7 点齿线处牵出,用丝线扎紧橡皮筋,采取实挂线,用 10 号丝线结扎脓腔内痔黏膜,确保引流通畅。

3. 充分仔细止血后,将引流条置入脓腔内,用叠形纱布加压包扎,术毕。整个手术过程顺利,麻醉满意,术中出血少,术毕患者安返病房。

按语:肛提肌上脓肿是肛肠科少见的急症、重症,如不及时处理,脓肿进一步发展,可侵及肛提肌上更深的间隙,甚至可穿透盆腔到达腹腔,引起腹腔内感染。肛提肌上脓肿也是肛肠科医师手术时非常棘手的疾病之一,如只做一期切开引流术,术后势必形成肛瘘,需再次进行二期手术,然而二期手术仍有失败的可能;从患者的角度来看,患者难以接受二次手术仍有失败的可能。那么,如何在解决患者病痛的同时,最大程度减少疾病复发或二次手术的可能呢?经过多年的总结、分析,我们采取了一种安全的、临床确实可行的、传统与微创相结合的手术方法——直肠内挂线术;采取此种方式治疗肛提肌上脓肿,临床疗效确切,再次复发的概率低,同时可以很好地保护肛门括约肌功能。此例患者属于肛提肌上脓肿,脓肿侵及肛管直肠环上,且术中发现患者内口明确,若采取传统手术方式,手术创面必定不小,同时由于脓腔侵及范围深,若引流不畅,会导致脓腔残留,病情复发。针对此种情况,我们采取了直肠内挂线术,患者术后 1 个月、3 个月复查,均未发现脓腔残留,临床一期治愈。

【点评】

肛提肌上脓肿是肛肠外科常见的一种良性疾病,治疗方法主要有手术疗法和非手术疗法。

非手术疗法主要是药物治疗。药物治疗即通过口服或静脉输注抗生素,以达到消除致病菌、控制感染、防止脓肿范围进一步扩大的目的。有专家学者认为,仅应用抗生素治疗而不采取手术治疗,无法达到消除致病菌、控制脓肿进一步蔓延的目的,反而会使得脓肿向深部组织进一步浸润,造成病情延误,甚至会使肛门周围皮肤出现局部硬结,为后续的手术治疗带来困难。因此,抗生素等药物保守治疗一般不作为治疗本病的首选方法。

而手术治疗可以引流肛管直肠周围间隙中的脓液,清除原发性内口,破坏脓腔中各个纤维隔,防止脓肿向深部肌肉组织浸润,从而达到治愈疾病的目的。肛提肌上脓肿的病变部位在肛提肌平面以上,包括直肠黏膜下间隙、骨盆直肠周围间隙、直肠后间隙、高位的肛门内外括约肌间隙。能否使脓肿完全通畅引流、能否不破坏肛门内外括约肌、能否尽可能保护肛门括约肌正常控便功能,以及术后是否遗留肛瘘等并发症,成为本病手术治疗成功的关键。治疗本病的传统手术方法多为分期手术,即先行切开引流术,彻底引流脓腔中的脓液,待肛门局部炎症消退形成肛瘘,再按照肛瘘的治疗原则进行二期手术治疗;这样大大增加了患者的经济负担和心理负担,使得相当一部分患者畏惧手术治疗,从而错失最佳手术治疗时机。

从 20 世纪 50 年代起,我国著名肛肠病学者曹吉勋就在全国范围内大力倡导一期手术治疗肛周脓肿,以达到减轻患者痛苦、更好地为患者服务的目的。曹吉勋将切开引流术与中医传统挂线疗法结合在一起,充分利用挂线疗法"以线代刀"慢性切割肛门局部肌肉组织的优势,以达到更好地保护肛门内外括约肌、避免破坏肛门控便功能和外观形态的目的。同时,曹吉勋在手术过程中还着重强调如何正确地寻找原发性内口,以及如何正确对内口进行处理,避免手术一期根治性治疗失败。

文献中有报道显示,切开挂线法治疗肛提肌上脓肿的有效率在 90%以上,同时切开挂线法还具有降低患者一期手术失败需要行二期手术的风险、减轻术后肛门部疼痛等优点。因此,切开挂线法成为国内临床上治疗肛提肌上脓肿应用较多的手术方式之一。

随着切开挂线法在临床的广泛应用,众多同仁也发现此法也存在一些不足。如脓肿发生的位置较高且脓腔浸润范围较大时,术后会造成挂线的橡皮筋脱落过早,引起肛门周围皮肤出现如"锁眼样"的皮肤缺损;当术者在手术过程中挂线较紧时,容易造成肛门内外括约肌损伤,使得一些患者在术后出现肛门失禁。由于本病发生位置较高较深,其脓腔周围的肌肉组织结构也很复杂,因此在手术操作过程中的挂线过程也十分不易,同时术后换药紧线等操作后患者的疼痛感觉也更加明显,容易造成患者对手术治疗的满意度降低。

我科经过多年的分析、归纳、总结,在对比传统切开挂线法和其他手术方法的优势与劣势的基础上,将传统中医挂线疗法与现代外科的微创技术相结合,创新地采取了一种新的治疗肛提肌上脓肿的手术方法,即直肠内挂线法。此手术方法完全遵循肛门局部解剖位置关系,挂线路径从原发性内口开始,依次通过中央间隙、肛门内外括约肌间隙,最后从肛提肌平面以上的脓腔穿出,从而完成挂线操作。

直肠内挂线法可以充分发挥中医挂线疗法的优势,无须切开肛门周围的肌肉组织,从而避免对肛门内外括约肌的损害,尽最大可能保护肛门功能和外观形态的完整性;可以使得肛提肌平面以上脓腔中的脓液得到充分引流,且可破坏原发性内口,达到一期手术根治的目的。

从精细化解剖角度来看,直肠内挂线法属于微创手术方法。微创治疗遵循将整体性与个体性相结合的治疗理念,主要包括微创理念和微创技术。挂线疗法是中医传统特色外治法,属于微创治疗。

直肠内挂线法是对传统中医的继承,也将现代外科微创理念融入之中。该手术方法严格遵循肛门局部解剖学特点,从原发性内口、中央间隙、肛门内外括约肌间隙依次穿过,最终到达肛提肌上脓肿所在部位,不会损伤肛门内外括约肌,对肛门内外括约肌的生理功能进行了保护,并且肛门周围无引流切口,保证了肛门的完整性,能够减轻患者畏惧心理,提高患者对手术的满意度。

总之,直肠内挂线法具有明显优势:①保证手术根治率,能够正确寻找内口,彻底清除内口,去除感染源;②保证肛门外观完整性,仅损坏部分肛门内括约肌和直肠内黏膜,避免损害肛门内外括约肌及肛门周围其他组织结构。

肛周坏死性筋膜炎

姓名:马某　　**性别**:☑男　□女　　**出生年月**:1965-07-03　　**民族**:回族

文化程度:初中　**职业**:无　**婚姻状况**:☑已婚　□未婚

初诊时间:2022-02-17

主诉:肛旁及臀部起一肿块 20 天,破溃流脓 1 周。

现病史:患者自诉 20 天前肛旁起一肿块,胀痛明显,无发热、恶寒,无周身酸痛、乏力,初起未予重视。随着病情发展,肛旁肿块逐渐增大,并向臀部扩大;自行口服"阿莫西林胶囊"(具体剂量不详)治疗 10 天后,肛旁肿块于入院前 1 周自行破溃,有黄白色脓液流出,气味恶臭,胀痛较前减轻。2022年 3 月 6 日因肛门及臀部仍有反复胀痛感,并有少许脓血流出,就诊于宁夏医科大学总医院,行盆腔增强 CT 示肛周及左侧臀部软组织肿胀,脂肪间隙模糊,其内见多发积气,并积液,左侧为著,考虑感染性病变,建议手术治疗。今患者为求治疗,门诊以"肛周脓肿、肛周坏死性筋膜炎"收住院。

现症见:肛门及左侧臀部胀痛,有少许脓血自溃破口流出,肛门坠胀不适,无发热、恶寒,无周身酸痛,无咳嗽等不适,纳少,眠差,大便 2~3 次/d、质软通畅,小便利。

既往史(过敏史):患者既往健康,否认冠心病、高血压、糖尿病等慢性病病史;否认肝炎、结核病或其他传染病病史,预防接种史不详,否认外伤史,否认手术史。无输血史。否认药物、食物过敏史。

辅助检查:

凝血常规示凝血酶原时间(PT)12.8 秒,凝血酶原时间比值(PTR)1.16,国际标准化比值(INR)1.16。

盆腔 CT 示肛周及左侧臀部软组织肿胀,脂肪间隙模糊,其内见多发积气,并积液,左侧为著,考虑感染性病变。

新型冠状病毒核酸检测阴性。

专科检查:①肛检:肛门居中,外观无畸形,截石位 1—5 点肛缘及臀部皮肤色暗红,质较硬,近 3—5 点臀尖部可见一 5.0cm×2.0cm 溃破口,12—1 点肛缘分别见 2.0cm×0.5cm、1.0cm×0.5cm 两个溃破口,有少许脓血流出。②肛门指检:3—5 点肛管及直肠下段压痛轻,指套未染脓血。③肛门镜下:未见明显异常。

辨病辨证依据:患者男性,病属中医"肛痈"范畴。《黄帝素问宣明论方》云:"风热不散,谷气流溢,传于下部,故令肛门肿满,结如梅李核,甚者而变成瘘也。"多因过食肥甘等物,湿浊不化,热邪蕴结,下注大肠,腐肉成脓,脓成无去处而致肛旁肿块、疼痛。气血虚弱,无力托毒外出,毒邪入里,化毒为变。舌质红,苔薄黄,脉数。综观四诊,本病属实证,证属热毒炽盛,需手术治疗,预后一般。

中医鉴别诊断:

1. 肛门部疖肿 常可在肛周皮下形成瘘管及外口,流脓,并不断向四周蔓延;检查时可见肛周皮下有多处瘘管及外口,皮色暗褐而硬,肛管内无内口。

2. 尾闾痈 多发于骶尾部,初起见局部红肿,有毛发、碎骨等,病灶局限,日久可损及骶尾骨质,溃破形成窦道,与肛管组织无关。通过 X 线片及 B 超可鉴别。

西医鉴别诊断:

1. 肛门部汗腺炎、毛囊炎 常可在肛周皮下形成瘘管及外口,流脓,并不断向四周蔓延。检查时可见肛周皮下有多处瘘管及外口,皮色暗褐而硬,肛管内无内口。

2. 骶前畸胎瘤　多在青壮年时期发病,为胚胎发育异常所致的先天性疾病。病初,无明显症状,如肿瘤增大压迫直肠可发生排便困难。若继发感染,可从肛门后方溃破而在肛门后尾骨前有外口,但肛门指诊常可触及骶前有囊性肿物感,而无内口。手术可见腔内有毛发、牙齿、骨质等。

初步诊断:

中医诊断:肛痈(热毒炽盛)。

西医诊断:肛周坏死性筋膜炎,肛周脓肿。

诊疗计划:

1. 病情评估　患者为中老年男性,营养良好,生活不能自理,属专科病种,需家属陪护,生命体征平稳,依从性一般。

2. 肛肠科二级护理,半流质饮食,平卧位;床位用臭氧消毒。

3. 完善入院相关检查,如血常规组项、血型定型、尿液分析及沉渣定量、便常规+隐血、凝血检查、肝肾功能、HIV+梅毒、乙肝全套、丙型肝炎抗体测定、心电图、胸部CT(筛查新型冠状病毒)、腹部彩超。因属于疫情特殊时期,门诊新型冠状病毒核酸检测阴性。经直肠腔内彩超检查,以明确病变范围。

4. 拟急诊手术治疗,告知患者及家属病情。

5. 辨证施膳指导　术前禁食,术后宜食清淡、易消化、高蛋白食物,如绿豆粥、薏苡仁粥、豆腐羹、黄芪当归羊肉汤等,忌食辛辣刺激之品及饮酒。

手术过程:

1. 麻醉成功后,取左侧卧位,充分暴露肛门,术区常规消毒,并铺无菌巾。

2. 术中见截石位3—5点臀尖部可见一5.0cm×2.0cm溃破口,12—1点肛缘分别见2.0cm×0.5cm、1.0cm×0.5cm两个溃破口,有少许脓血分泌物流出。

3. 探查脓腔,沿左侧坐骨直肠窝走行至截石位1点肛门皮下间隙和6点直肠后深间隙,深约6cm。

4. 将12—1点处的2个破溃口扩大,做一长约4.5cm放射状切口,分别在截石位4点距肛缘约4cm处做一长约4cm切口,截石位5点距肛缘约5cm处做一长约4cm切口,截石位6点距肛缘约7cm处、肛缘处各做约4cm切口,可见切口间浅筋膜变黑、坏死;清除各切口间坏死筋膜组织,至有新鲜血液流出的组织处。

5. 术中将探针于截石位 6 点肛缘切口处探入,在左手示指导引下,自截石位 6 点肛窦处探出,顺探针方向切开皮肤、皮下组织,然后钝性分离脓腔纤维间隔,搔刮并切除坏死、腐败组织。

6. 各切口之间贯穿橡皮筋并做对口引流,最后修剪创缘。

7. 充分仔细止血后,用凡士林纱条覆盖切口,用叠形纱布加压包扎,术毕。整个手术过程顺利,麻醉满意,术中出血少,术毕患者安返病房。脓液做细菌培养及鉴定。

按语: 本例患者就诊时病情已延误 20 余天,术前 CT 检查提示感染浸及范围广、脂肪间隙内可见多发积气影,术中发现脓腔范围侵及肛周多个间隙,浅筋膜已变黑、坏死,发出奇臭气味,所幸坏死筋膜未向上侵及会阴、阴囊及腹壁。术后积极对症处理,纠正贫血,输注白蛋白(营养支持)。我们根据治疗坏死性筋膜炎的经验,选用头孢哌酮钠舒巴坦钠、左氧氟沙星行二联抗感染治疗。每天使用生理盐水、稀释碘伏溶液冲洗创面,及时清除发现的坏死组织,各切口间敷以我科自制的紫草油纱条。同时配合中药仙方活命饮加减内服,促进创面愈合。术后第 3 天臭秽气味变淡,创面未再发现坏死组织,周围皮肤红肿开始消退。继续用此方案治疗 3 周,切口肉芽生长良好,病情稳定,创面生长良好且明显缩小,予以出院。嘱患者继续在就近医院换药。1 个月后返院复查,创面愈合。

【点评】

肛周坏死性筋膜炎是起病急剧、进展迅速、易于蔓延的严重感染性疾病。本病多见于 50 岁以上的男性。其危险因素有糖尿病、肥胖、免疫抑制、心血管疾病、手术创伤,以及慢性皮肤病等。局部常表现为红肿、疼痛、血性水疱、奇臭的血性渗液,伴有全身中毒症状。发病率虽低,但病死率高达 35%。所以早期明确诊断尤其重要。诊断明确后,尽早清创,联合应用大量有效抗生素和营养支持,是肛周坏死性筋膜炎的治疗原则。坏死组织活检是确诊肛周坏死性筋膜炎的金标准。亦可以根据 Fisgher 提出的标准(①早期浅筋膜广泛坏死并向周围蔓延,未累及肌肉层;②中晚期会发生神志改变;③无重要血管阻塞;④清创组织病理检查发现有广泛白细胞浸润;⑤筋膜和邻近组织灶性坏死和微血管栓塞)进行诊断;超声、CT、MRI 等影像学检查均可辅助诊断。MRI 不仅可明确识别感染的原始部位及范围,而且软组织对比和分辨率优于 CT 和超声,故应作为首选的影像学检查方法。

直肠指检是一种简便、低廉的诊断方法,若发现肛周有可触及波动感的触痛包块,肛门括约肌功能尚可,直肠黏膜光滑,退出指套未染血,应高度怀疑坏死性筋膜炎。

中医将肛周坏死性筋膜炎归属"烂疔""肛周毒疔""肛疽""坐马痈"范畴。《诸病源候论·丁疮病诸候·丁疮候》云:"亦有肉突起如鱼眼之状,赤黑惨痛彻骨,久结皆变至烂成疮,疮下深孔如大针穿之状……令人恶寒,四支强痛……一二日疮便变焦黑色,肿大光起,根鞕强,全不得近……"其病多因正不胜邪,毒不外泄,内入营血,热毒炽盛,郁于肌肤而发。本病易于传变而发生走黄、内陷。近年来,中药在坏死性筋膜炎术后处理中发挥了重要的治疗优势。生理盐水、过氧化氢(双氧水)、稀释碘伏溶液冲洗加抗生素的疗效局限,术后常因疼痛和创面水肿等导致创面愈合缓慢。为加快创面愈合,经过我科多年的临床实践,且基于中医"煨脓长肉"理论与中医外治"消、托、补"原则,研制了紫草油纱条作为外敷药,效果明显。同时配合服用仙方活命饮、托里消毒散等重要汤剂,可清热解毒,消肿散结,活血止痛。两者同用,可起到促进创面愈合、加快疾病恢复的临床效果。

肛周巨大尖锐湿疣

姓名:张某　　**性别:**☑男　□女　　**出生年月:**1990-03-29　　**民族:**汉族
文化程度:小学　　**职业:**无　　**婚姻状况:**☑已婚　□未婚
初诊时间:2022-09-08
主诉:肛周起菜花状肿物 3 个月余。
现病史:患者自述 3 个月前无明显诱因肛周起一肿物,轻度瘙痒,无疼痛、便血等不适,无发热、恶寒等症状,未予重视。此后上述肿物逐渐增大,呈环状增生,伴轻微瘙痒,便后拭纸少量染血,色鲜红,遂于 8 月 30 日就诊于贺兰县人民医院,经查诊断为"肛周尖锐湿疣",建议到我院就诊治疗。患者为求进一步诊治,于 9 月 1 日就诊于我院门诊,建议住院手术治疗,遂由门诊以"肛周巨大尖锐湿疣"收住我科。
现症见:肛旁起菜花状肿物,呈环形增生,轻微瘙痒,疼痛轻,少量拭纸染血,无肛门坠胀等不适,纳可,寐安,小便利,大便质软、日 1 次、通畅。
既往史(过敏史):患者既往健康,否认冠心病、高血压、糖尿病等慢性病病史;否认肝炎、结核病或其他传染病病史,预防接种史不详。有外伤史:

2015年电锯伤及左上臂,于宁东医院行清创缝合术,术后愈合良好,左上臂可见长约10cm陈旧性瘢痕。否认手术史。无输血史。否认药物、食物过敏史。

辅助检查:新型冠状病毒核酸检测阴性。

专科检查:①肛检:肛门居中,外观无畸形,肛缘菜花状肿物环形增生,色潮红,有恶臭味,触痛阳性,有少许渗血;②指检:未及异常肿物;③肛门镜:因疼痛未查。

辨病辨证依据:据病史、症状、体征,病属"疣"范畴。多因房事不洁,或接触污秽之物,进而导致湿热毒邪从外界侵袭皮肤黏膜,进而导致肝经郁热,气血不和,湿热毒邪蕴结而成疣体。舌质红,苔薄黄,脉弦数,二便调。综观四诊,本病属实证,证属湿热下注。需手术治疗,预后良好。

中医鉴别诊断:

1. 脱肛　脱出物为环状或螺旋状,有环形沟,表面光滑,无静脉曲张,一般不出血,脱出后有黏液分泌。

2. 恶性黑色素瘤　可发于肛缘,呈类圆形,紫黑色,类似血栓外痔,转移发生早,恶性度高。病检可确诊。

西医鉴别诊断:

1. 直肠脱垂　脱出物为环状或螺旋状,有环形沟,表面光滑,无静脉曲张,一般不出血,脱出后有黏液分泌。

2. 直肠癌　多发于中老年患者,伴大便带血,色紫暗,有黏液,腹痛,大便次数增多,粪条变细,指诊可触及直肠下端肿块、质硬、活动度差,后期出现低热、乏力、粪嵌塞、消瘦等。通过病理组织学检查易鉴别。

初步诊断:

中医诊断:疣(湿热下注)。

西医诊断:肛周巨大尖锐湿疣。

诊疗计划:

1. 病情评估　患者为青年男性,营养良好,生活可自理,生命体征平稳,病情简单,无心脑血管等内科合并症,可行手术治疗,预后良好。

2. 肛肠科常规护理。

3. 二级护理。

4. 完善入院相关检查,如血常规、血型定型、肝肾功能、乙肝组套、丙型肝炎抗体测定、HIV+梅毒(门诊已查)、凝血六项、尿常规、粪便常规;查心电图、胸片、上腹部彩超以评估内脏情况。

5. 中医汤剂治疗　拟予口服龙胆泻肝汤加减,以清热利湿,凉血止血。方中龙胆清利肝胆湿热,黄芩、栀子清热燥湿,泽泻、通草、车前子渗湿泄热、导热下行,当归、生地黄养血滋阴,柴胡疏肝理气,甘草调和诸药。方剂如下:

龙胆 10g　　柴　胡 10g　　泽泻 10g　　车前子 10g

通草 6g　　　生地黄 12g　　当归 12g　　栀　子 10g

黄芩 10g　　地榆炭 10g　　槐花 10g　　甘　草 9g

冷水煎,日 1 剂,分 3 次饭后温服。

6. 中药汤剂外用熏洗治疗。方选燥湿去疣汤加减:

苦参 20g　　马齿苋 20g　　五倍子 15g　　乳没各 15g

乌梅 20g　　明　矾 15g

外用坐浴熏洗,早晚各 1 次。

7. 特殊疾病护理 1 次 /d。

8. 实施辨证施膳指导,嘱患者进食清淡、易消化食物,如面条、稀饭、馒头、绿色蔬菜等。

9. 择期手术治疗。

10. 向患者家属交代病情。

手术过程:麻醉成功后,取右侧卧位,充分暴露肛门,术区常规消毒,铺无菌巾。麻醉状态下再次检查,见阴囊、阴茎及冠状沟有散在多发菜花状肿物增生,再次消毒后对阴囊、阴茎及冠状沟散在多发疣体予以电刀凝除,对肛周较大疣体予以剪除后,再用电刀对基底部及其余散在多发疣体分别予以凝除。充分仔细止血后,用凡士林纱条覆盖切口,用叠形纱布加压包扎,术毕。整个手术过程顺利,麻醉满意,术中出血少,术毕患者安返病房。标本送病理科做病理检查。

按语:尖锐湿疣是由人乳头瘤病毒感染所致生殖器、肛周增生性损害;大多数患者是 18~35 岁的年轻人,主要通过性接触传染,也可垂直传染和通过间接物体传染。皮损初期为单个或多个散在淡红色小丘疹,质地柔软,顶部尖锐,后渐增多增大,依疣体形态可分为无柄型和有柄型。尖锐湿疣传染性强、易复发,并有癌变可能,需长时间反复治疗,严重影响患者日常生活,并带来相应心理负担。由于尖锐湿疣主要以局部发病为主,因此外治疗法在其治疗中起着重要作用。本例患者采用了中西医结合的治疗措施,手术去除疣体后,给予中医汤剂口服清利肝经湿热,外用燥湿祛毒的中药汤剂坐浴熏洗,取得了良好的临床疗效。

另外,针对肛门尖锐湿疣的手术,需注意以下几点:①肛管部位应保留正常皮肤,保证肛门形态功能;②术后注意预防感染、止痛、换药等综合治疗,防止术后疼痛、出血、感染、尿潴留及脑梗死、肺栓塞、心肌梗死等严重并发症发生;③向患者交代术后注意事项、复发以及分泌物的处理,防止传及他人等情况;④注意围手术期的护理;⑤保持肛周干燥,预防肛周潮湿、瘙痒等发生;⑥术前与患者及其家属沟通病情,告知患者术中、术后可能出现的一些并发症及风险,取得理解和配合。

【点评】

尖锐湿疣属中医"臊疣""瘙瘊"范畴,多因房事不洁,触染邪毒,酿生湿热,湿热毒邪结聚,发于阴部肌肤而成。本病的中医证型主要分为湿毒下注证与湿热毒蕴证。尖锐湿疣主要以局部发病为主,故治疗上常选用外治法,因药物作用于患处皮肤,效力可渗透皮肤直达病所。《理瀹骈文》曰:"外治之理即内治之理,外治之药亦即内治之药。"

中医外治疗法的主要作用为清热解毒、清利湿热,用药选择上主要为腐蚀赘疣药、清热解毒药、活血化瘀药、软坚散结药等。其中,腐蚀赘疣类药物中,鸦胆子较为常用;药理研究证明,鸦胆子具有抗肿瘤、抗炎、抗寄生虫、抗病毒、抗菌和降血糖等多种药理活性;临床研究也表明,鸦胆子在尖锐湿疣的治疗和防止复发上有很好的疗效,但因其有一定毒性,目前临床上应用范围很小。清热解毒类药物如板蓝根、大青叶、苦参、金银花、黄芩、黄柏等外用,对尖锐湿疣也有良好的治疗作用;药理研究证实,清热解毒药具有抗病毒、抗菌、抗内毒素、消炎解热及调节免疫功能等作用,且其抗病毒作用尤为显著。活血化瘀药多选用红花、牡丹皮、泽兰、三棱、莪术等,软坚散结药主要为夏枯草、牡蛎等。通过这些药物的联合外用,明显提高了尖锐湿疣的治愈率。

近年来的文献报道,针对尖锐湿疣的中医外治法,主要包括中药熏洗、涂擦、浸泡、针刺等,因操作方便,临床疗效显著,从而在临床上广泛开展应用。

西医治疗尖锐湿疣主要采用手术疗法,激光、冷冻、电灼、微波等物理疗法,光动力疗法,以及咪喹莫特乳膏、鬼臼毒素、5-氟尿嘧啶乳膏等外用药物。临床诊疗中,我们多方面对比了西医疗法与中医外治疗法,得出中医外治法治疗尖锐湿疣有着明显优势。中医外治疗法与西医疗法联合应用,较单用西药或西医物理疗法的疗效更为显著,肯定了中西医结合治疗尖锐湿疣的疗效。

此外,近年来针刺及艾灸治疗尖锐湿疣的研究相对较少,仅早期文献显示了针灸治疗尖锐湿疣的优越性,因此对尖锐湿疣的针灸疗法也应给予足够重视。

近年来的临床报道,明确了中医外治疗法治疗尖锐湿疣的疗效,但是这些报道多是从临床观察上进行研究的,而要从根本上预防尖锐湿疣的发生和发展,明确中医外治法治疗本病的作用机制,还需要从细胞、分子、基因等层面上着手,这将是我们临床诊疗工作中下一步研究的重要方向。

肠易激综合征

姓名:黄某　**性别:**男　☑女　**出生年月:**1978-11-03　**民族:**汉族
文化程度:高中　**职业:**个体　**婚姻状况:**☑已婚　□未婚
初诊时间:2022-09-06
主诉:排便次数增多3年。
现病史:患者3年前因饮食辛辣刺激之品后出现大便次数增多、每日3~5次、质稀不成形,时感腹部隐痛,尤以右下腹明显,排便后可稍有缓解。患者曾多次就诊于各医院门诊,予以口服药物(具体不详)后,症状稍有改善,然每因饮食不洁及受凉后上述症状反复发作。今患者为求系统治疗,就诊于我科门诊。
现症见:大便次数增多、每日3~5次、质稀不成形,时感腹部隐痛,尤以右下腹明显,排便后可稍缓解。平素畏寒怕冷,手脚冰凉,纳一般,眠安,小便调。
既往史(过敏史):既往体健,否认慢性病病史。否认肝炎、疟疾、结核病等传染病病史,否认外伤史、手术史、输血史,否认过敏史,预防接种史不详。
中医四诊:神色自如,形体正常,语声清,气息平,舌淡红,苔薄,脉沉细。
辅助检查:电子结肠镜示结直肠黏膜未见异常。
辨证分析:患者为中年女性,排便次数增多3年、每日3~5次、质稀不成形,时感腹部隐痛,尤以右下腹明显,排便后可稍缓解;平素畏寒怕冷,手足冰凉,舌淡红,苔薄,脉沉细。综观四诊,当属肠易激综合征之脾肾阳虚证,方用痛泻要方合四神丸加减。

中医诊断：泄泻（脾肾阳虚）。

西医诊断：肠易激综合征。

治法：

1. 适寒温，调情志，宜清淡饮食。

2. 口服中药汤剂对症治疗。

痛泻要方合四神丸加减，以补益脾肾，助阳止泻。拟方如下：

白　芍 15g　白　术 15g　五味子 10g　陈皮 10g

防　风 10g　干　姜 10g　黄　连 10g　川芎 15g

补骨脂 15g　肉豆蔻 15g　吴茱萸 3g　仙茅 10g

木　香 10g　炙甘草 6g

共 7 剂，200ml 水煎服，日 1 剂，饭后温服。

3. 随诊。

复诊：2022 年 9 月 20 日（治疗 2 周）。患者精神状态良好，诉大便每日 2 次、质软成形。手足冰凉较前缓解，无其他明显不适。

按语：肠易激综合征并非器质性炎症反应，除了主要症状外，多伴有自主神经症状及精神症状，西医因缺乏统一的标准，在治疗上较为困难，而中医通过整体观及辨证论治，给予针对性治疗，可达到良好的临床疗效。在跟师学习过程中，通过整理刘老的临床医案，发现刘老在治疗肠易激综合征（腹泻型）时多以"痛泻要方"为基础方，重视肝脾气机的调节，以补脾调肝，涩肠止泻。处方中白芍、白术、陈皮、防风、川芎等药的使用频率颇高，其中白芍、白术补脾柔肝，实土御木，共为君药；陈皮理气醒脾为臣；防风、川芎理气补脾而胜湿，为佐使。对于阳虚症状明显者，可加补阳之剂四神丸，共奏涩肠止泻之效。

【点评】

肠易激综合征是一种以腹痛或腹部不适、同时伴有大便性状异常及排便习惯改变的功能性胃肠病，往往无形态学改变和生化结果异常。现代医学研究认为，本病的发生与胃肠动力异常、内脏高敏感性、精神心理因素、神经 - 内分泌 - 免疫功能紊乱、肠道感染及遗传因素等有关。传统中医学中，本病属于"泄泻""腹痛"范畴。临床上，肠易激综合征的症状表现多以腹泻、便秘交替呈现，给治疗此病经验不足的临床中医师造成了很大困扰。

下面就临床诊治过程中学习总结的治则方药与大家分享如下：

（1）抑木扶土法：肠易激综合征是以胃肠道生理功能紊乱为突出表现的

功能性疾病。虽然发病机制不明,但多数学者认为本病与肠道动力学改变、结肠分泌和吸收功能异常以及肠道菌群失调有关,且往往由情志波动如焦虑、愤怒、精神紧张、抑郁、恐惧等激发(即精神刺激、情绪波动是导致胃肠道功能紊乱而形成本病的内动因素)。肝禀春木之性,主疏泄;脾为湿土之脏,主运化。脾之运化有赖于肝之疏达。若情志伤肝,肝失柔和,抑郁之气横逆,脾土受伐,致脾失健运,升降失常,泄泻乃作,所谓"肝为起病之源,脾为传病之所",当属肝旺脾虚之证。此类证型乃本病最为多见之证。正如张介宾所说:"凡遇怒气便作泄泻者……此肝脾二脏之病也。盖以肝木克土,脾气受伤而然。"由于本病初期的主要病机是肝旺乘脾、肝郁脾虚,故治宜抑木扶土、泻肝健脾,主张以痛泻要方为基础方化裁而用。药物组成:白芍、白术、党参、陈皮、防风、百合、乌药、青皮、木香、枳壳、葛根、炙甘草。抑肝泻肝在于阴柔泻木而不在于辛散疏木,若变柔为疏,疏之可助木性生动,使"肝愈强而脾愈虚",故常用酸柔之白芍柔和肝体,缓肝之急,抑制肝阳变动之性,且用量随脾气渐复而递减,才能做到柔肝而不碍脾的作用;与白术相配,土中泻木。脾虚不散津,津凝变为湿,湿滞肠道,故治脾宜用甘苦微燥之党参、白术健运中,且健脾不忘升阳化湿,不宜妄投温燥,以免温燥致肝愈强而伐戕中州。陈皮、木香行脾胃之气而化湿;青皮、乌药疏达肝气而止痛;枳壳破泄滞气,消食导滞;葛根、防风升阳荡风,解肝郁,疏肝气;炙甘草缓急止痛,调和药性。诸药合用,木气得泻而柔顺畅达,不复乘土;脾气得健而中旺湿化,不惧木犯,且化湿行气,故诸症可除,疾病告愈。

(2)升清化浊、健脾化湿法:若患者以便溏腹泻、便次增多且大便不爽为主症,兼以腹坠肠鸣,则多为湿滞大肠气机的典型临床特征,以结肠运动障碍为主。湿滞气机,虽湿滞在肠胃,但关乎脾不升清阳。脾与胃纳运相助,升降有序,是维护胃肠功能正常进行的基本条件,所谓"清阳升则谷精运,谷粕降则腑气通"。若脾不升清,则谷不为精、反成湿滞,谷浊下流、便发溏泄,即《黄帝内经》所云"清气在下,则生飧泄"。又因湿性黏滞,易阻滞气机,湿滞于肠,肠道气滞,传导不利,便下不爽,故便溏与便滞交替出现。治宜升清化浊、健脾化湿,常用升清化浊汤加减。药物组成:党参、白术、茯苓、葛根、炒升麻、木香、枳壳、槟榔、防风、白蔻仁、肉豆蔻、炙甘草。其中,党参、白术、茯苓补益脾气,葛根、炒升麻升发脾胃清阳,五者共济则益气升阳;木香疏利气机;枳壳、槟榔行气导滞,通降腑气;白蔻仁化湿和胃;肉豆蔻温涩止泻。而加防风,其意何在? 在对本病的长期诊疗实践中深刻认识到,本病若健脾无功,宜配合升阳祛湿之剂,用升浮之药如防风、升麻、白芷之属,鼓荡脾胃气机升浮,展气流湿之谓也。人常以风药散外湿,殊不知风药化肠湿确有卓效。临床实践证明,风药防风、升麻之属升阳祛湿,用于本病泻后便意未尽、下腹有坠胀感者,有桴鼓之效。本方将导滞化湿植于补脾升阳之内,使清升浊降,湿化滞通,腹泻便滞得除。

(3) 分利水湿、涩肠止泻法:本病患者多有慢性腹泻,复因情志因素或饮食不慎而激发暴泻。若以腹泻清稀、甚如水样为主症,伴脐周不适、阵发腹痛、肠鸣辘辘,此为肠内水湿过盛、内迫下注为患,当以小肠功能障碍为主要病理基础。水湿内聚缘于脾失健运,健脾固能运湿,但只适宜于脾虚而湿微者,今水湿内盛,湿困中州,独进甘补温运犹如杯水车薪,水湿难以疏利。此时最宜分利水湿,疏利三焦水道,开通"支河"以流湿,即利小肠而实大肠也,正如《医宗必读·泄泻》所云"使湿从小便而去,如农人治涝,导其下流,虽处卑隘,不忧巨浸"。利小肠(亦即利小便)固然能实大肠,但水泻急暴,不固涩肠腑不足以挽狂澜,故治宜分利水湿与固涩肠腑相兼顾,常以痛泻要方合四神丸加减。药物组成:白芍、白术、防风、黄连、茯苓、泽泻、补骨脂、肉豆蔻、吴茱萸、五味子、厚朴、陈皮。其中,茯苓、泽泻渗利水湿,疏利三焦,开通"支河"以流湿;白术补益脾气,输转脾津;厚朴行气消胀;陈皮行气和胃,使气行则湿随气化;补骨脂温肾助阳,助火暖土而止泻;肉豆蔻温脾暖肾,涩肠止泻;吴茱萸温肝暖胃,散肠道阴寒之邪;五味子固肾益气,涩精止泻。全方共奏益气健脾、渗利水湿与涩肠止泻之功,纵擒有序,使湿去肠固而泻止。特别提示,医者在组方用药时要注意纵擒有度,如水样泻,小便少,以纵而利水为主;大便溏薄,便次多,病程较长者,以擒而涩肠为主。另外,由于本病病性多寒,故用药时多注意温运,可用乌药、干姜、丁香之属,重者也可用熟附片。

(4) 健脾助运、化湿调中法:本病患者有时表现为腹泻与便秘不规则交替出现,或大便先干后稀,兼腹部不适、饱胀、恶心等,多为结肠运动障碍与分泌功能障碍的混合型。此时当属脾虚乏运,湿阻气滞,胃肠功能失调所致。盖脾以运为健,禀土性,为生湿之源,脾虚湿盛则泻,脾呆气滞则结,故腹泻与便秘交替出现;又因脾虚中州运化无力,中气不能斡旋升运,谷不为精、反为滞,滞壅肠道则见大便先干结,同时水谷不能转精微,谷精不得正化则聚为湿浊,湿濡肠道,故大便随后而稀。治宜补健脾胃、助运化而调气机,调理胃肠功能,以参苓白术散加减。药物组成:人参、白术、茯苓、甘草、山药、白扁豆、莲子肉、薏苡仁、砂仁、陈皮、枳实、炒莱菔子、炒麦芽。其中,人参、白术、茯苓、甘草鼓舞脾胃运化之机;山药、莲子肉助人参健脾益气,兼能止泻;白扁豆、薏苡仁助白术、茯苓健脾利湿而实大便;砂仁、陈皮行气和胃,疏利气机;枳实、炒莱菔子消食导滞,通降腑气;炒麦芽消谷进食。诸药合用,益气健脾,化湿和胃调中,使脾运复而湿化滞通,大便自调。

(5)温肾暖脾法:脾主运化水谷精微,为后天之本;肾主藏精,内寄真阴、真阳,为先天之本;先、后天相互资生,密切相关。虽然肾阳也需脾阳资养补充,但由于肾阳为一身阳气之根,对各脏腑、组织、器官起着温煦、激发、推动作用,故脾阳更赖肾阳之温煦,即所谓"釜内之热在灶薪,脾阳根基在命门""火能生土"。本病病程较长,以腹泻为主要表现,发展到后期,常由于久泻不愈,先伤脾阳,继伤肾阳,最终形成脾肾阳虚型泄泻,即"久泻无火,脾损及肾"。肾阳衰微而釜底失陷,脾土失于温煦,致清阳不升,谷不为精,下走大肠,遂成泄泻。治宜温肾暖脾为主、治在本,兼以固涩止泻、治在标,标本同治,双管齐下,以收全功。常以附子理中汤合四神丸加减。药物组成:附子、人参、白术、干姜、炙甘草、补骨脂、肉豆蔻、吴茱萸、五味子、莲子肉、诃子、陈皮。方中附子、补骨脂温补肾阳,激发命门之火,且补骨脂又可温脾固涩止泻,两药相伍,使肾阳振复,命火上蒸脾土,"脾得温则谷精运";人参、白术、炙甘草益气健脾,与干姜、吴茱萸相配,运脾土,振中阳,则中阳振复,升发运转,可使清升浊降,肠胃整复;五味子益肾涩精止泻,与补骨脂合用可固摄精气,禁固肾关以止泻;莲子肉补脾固涩,与肉豆蔻相伍可固摄脾津,涩肠止泻;诃子温肠止泻;陈皮疏理胃肠气机。诸药合用,温肾暖脾,补中寓涩,对脾肾阳虚型久泻最为适宜。本病慢性腹泻可积年累月不愈,用药多有效,停药即复发,治疗的关键在于巩固疗效,即使慢性激发阶段也一定要恒守基本治法不变。否则,将使已巩固的疗效前功尽弃。

直肠脱垂(一)

姓名:刘某 **性别**:☑男 □女 **出生年月**:1999-08-13 **民族**:回族
文化程度:中专 **职业**:无 **婚姻状况**:□已婚 ☑未婚
初诊时间:2022-09-17
主诉:间断便时肛内肿物脱出5年。
现病史:患者自述5年前排便时出现肛内肿物脱出,呈半球形,无便血,便后肛内脱出肿物可自行还纳,大便每日 3~4 次、质软、不成形,无腹胀、腹痛,矢气多,遂就诊于中国人民解放军第五医院,诊断为"直肠脱垂",行硬化剂注射术,术后患者自诉病情缓解。3 年前,无明显诱因上述症状复发,患者就诊于宁夏回族自治区中医医院暨中医研究院,再次行硬化剂注射术,自诉术后症状缓解。2 年前,无明显诱因上述症状再次复发,患者再次就诊于宁夏回族自治区中医医院暨中医研究院,行硬化剂注射术、直肠黏膜结扎固定术,术后症状缓解。8 个月前,上述症状加重,患者再次就诊于宁夏回族自治区中医医院暨中医研究院,建议行手术治疗,患者拒绝。此后每于排便时肛内肿物即反复脱出,可自行还纳于肛内,伴神疲乏力。今患者为求进一步诊治,前来我院就诊,门诊以"直肠脱垂"收住我科。

现症见:便时肛内肿物脱出,脱出物呈圆锥形,伴少许黏液,可自行还纳于肛内,伴肛门部潮湿,矢气多,大便 2~3 次 /d、质软、不成形,偶见稀便自肛门流出,伴神疲乏力等不适,无发热、咳嗽、肌肉酸痛、腹痛腹泻等,纳可,眠安,小便通畅。近期体重未见明显下降。

既往史(过敏史):患者既往健康,否认冠心病、高血压、糖尿病等慢性病病史,否认肝炎、结核病或其他传染病病史,预防接种史不详,否认外伤史。有手术史,2017 年于中国人民解放军第五医院行硬化剂注射术;2019 年在宁夏回族自治区中医医院暨中医研究院行硬化剂注射术;2020 年在宁夏回族自治区中医医院暨中医研究院行硬化剂注射术、直肠黏膜结扎固定术。无输血史。否认药物、食物过敏史。

辅助检查:新型冠状病毒核酸检测阴性。

专科检查:①肛检:肛门居中,外观无畸形,蹲位检查时见肛内脱出一圆锥形肿物,大小约 6.0cm×4.0cm,表面光滑,表面可见明显环形沟、少许黏液附着,吸气后脱出肿物可自行回纳;②指检:肛门括约肌松弛,可容纳 2 横指,退指指套未染脓血、黏液。

辨病辨证依据:据病史、症状、体征,病属"脱肛"范畴。患者年少时体弱,气血亏虚,脾气虚损,升举乏力,则见肿物脱出;脾气升降失调,清阳不升,浊阴不降,则排便不尽;气虚无以摄血,血不养心,肝血不充,则乏力,加之正虚,则反复发作。舌质淡红,苔白腻,脉细。四诊合参,证属虚证之脾虚气陷,病位在魄门,需手术治疗。

中医鉴别诊断:

1. 悬珠痔　脱出物呈杵状,色淡红,质地韧,无疼痛,无便血,可脱出肛外,与大便无关,基底位于齿线处。通过肛门镜及指检可鉴别。

2. 锁肛痔　多发于中老年患者,伴大便带血,色紫暗,有黏液,腹痛,大便次数增多,粪条变细,指诊可触及直肠下端肿块(质硬、活动度差),后期出现低热、乏力、粪嵌塞、消瘦等。通过病理组织学易鉴别。

西医鉴别诊断:

1. 直肠癌　直肠下段可触及肿物(质硬,活动度差),伴大便排出不畅,便形变细,肛门坠胀,大便伴脓血。通过病理组织学易鉴别。

2. 直肠息肉　多见于儿童或老年患者,息肉隆起于直肠黏膜面,呈单发或多发,单发息肉多带长蒂或呈乳头状,紫红色,易出血,便时可脱出肛门外,手托可回纳;多发息肉则多呈颗粒状隆起,有家族史。通过电子结肠镜检查可鉴别。

初步诊断:

中医诊断:脱肛(脾虚气陷)。

西医诊断:直肠脱垂。

诊疗计划:

1. 病情评估　患者为青年男性,营养良好,生活可自理,既往体健,依从性尚可。

2. 肛肠科二级护理。

3. 半流质饮食。

4. 完善相关检查,如血型、肝肾功能、电解质、梅毒两项、人类免疫缺陷病毒抗体测定、丙型肝炎抗体测定、凝血常规、尿常规、粪便常规、心电图、腹部彩超等以评估病情。患者有长期反复直肠脱垂病史及手术史,故做排粪造影、盆腔 MRI、电子结肠镜检查,以进一步评估病情。

5. 拟给予中药汤剂补中益气汤,以益气养血。方中黄芪、白术补气升阳,党参益气补中,当归补血,北沙参益气养阴,槐花凉血止血,山药补气养阴,柴胡、升麻引药上行,仙鹤草收敛止血,陈皮理气,炙甘草通利血脉。方如下:

黄芪 30g　党　参 15g　北沙参 10g　山　药 30g

白术 12g　仙鹤草 10g　当　归 15g　陈　皮 10g

柴胡 6g　升　麻 6g　槐　花 15g　炙甘草 10g

水煎,取汁 200ml,早晚温服。

6. 辨证施膳指导　宜食益气健脾养血之品,如山药、白扁豆、羊肝、山药粥等;忌食辛辣刺激之品,以及生冷、海鲜等物。

手术过程：

1. 患者取截石位，术区常规消毒后，铺无菌巾。

2. 肛周缝合 6 针后牵拉肛门以充分显露齿线，牵拉脱垂的直肠显露于肛门外；术中见肛门松弛明显，肛管反折沟存在，直肠壁明显增厚、水肿，远端反应性增生明显，触之易出血，脱垂长约 6cm、宽约 5cm。术中诊断为直肠脱垂（Ⅱ度），按计划行经肛门直肠、部分乙状结肠切除术。

3. 用电刀于齿线上约 2cm 处标记切缘，沿标记线环周切开直肠全层，显露直肠系膜，适当游离直肠远侧断端，分别于截石位 3 点、6 点、9 点、12 点直肠远侧断端缝合 1 针以做牵引。

4. 于直肠前壁打开盆腔腹膜并向两侧拓展，将直肠浆膜层与盆底腹膜间断缝合，关闭并抬高道格拉斯窝。

5. 用超声刀沿肠管游离并保留直肠系膜直至脱垂肠管上方约 2cm 处正常肠管，将粗大血管予以结扎。

6. 用甲硝唑溶液和碘伏生理盐水反复冲洗后，推回游离的直肠系膜，对后侧肛提肌及直肠系膜间断缝合 2 针，以行肛提肌成形术。

7. 在无张力状态下选定近端肠管预切除线，沿预切除线逐步切开并离断近端肠管，将远近端肠管全层端端吻合。

8. 查看远近端肠管血运良好、吻合口无张力。

9. 将碘伏纱条置入肛管内，用纱布包扎，术毕。手术过程顺利，麻醉满意，术中出血约 50ml，术毕患者安返病房。标本（让患者家属过目后）送病理科做病理检查。

按语： 直肠脱垂是临床相对少见的盆底外科疾病，发病机制不详，可能与肛提肌分离、乙状结肠冗长、肛门括约肌松弛及直肠骶骨韧带功能降低有关。目前，手术是治疗直肠脱垂的主要手段。当前，治疗直肠脱垂的手术方式主要分为经肛门（会阴）入路和经腹入路，术式多达百余种。目前，针对直肠脱垂的手术疗效，国内外文献报道存在较大差异。本例患者病史较长，既往曾多次行手术治疗，术后均于短期内复发，患者期望值高，既希望能解决病痛，又希望病情不再反复。针对这种病史较长，且多次手术的患者，在诊治时将面临更大挑战。针对此种情况，结合患者的病情，最终选择了目前术后复发率相对较低的经会阴术式——Altermeier 术，也是国外结直肠外科医师治疗直肠脱垂最常用术式之一。此种术式，采取经肛门重建盆底腹膜，切除脱垂肠管，同时，相较于开腹术式，术后恢复快，患者痛苦轻,住院费用低。

【点评】

Altermeier 术是目前结直肠外科医师治疗直肠脱垂的主要术式之一。那么,Altermeier 术的手术原理、适应证、手术步骤及手术要点都有哪些呢?

1. **手术原理** ①切除脱出肛门外的肠管、冗长的乙状结肠,而经典经腹乙状结肠切除、直肠悬吊术仅切除冗长的乙状结肠,却保留了反复脱垂的病变直肠;②切除肛门外多余的盆底腹膜并抬高重建盆底腹膜;③通过折叠修补肛提肌,在一定程度上改善肛门括约肌松弛及肛门失禁症状。

2. **适应证** ①直肠全层脱垂,且长度>5cm(必要条件);②直肠脱垂合并嵌顿;③年老体弱者;④不愿接受经腹入路手术的中青年患者。

3. **手术步骤** 结合国外相关研究以及国内一些诊疗机构的经验,可以将 Altermeier 术的手术步骤归纳为七步:

(1) 切开外层肠管:在齿线近侧 1.5~2.5cm 处(保留直肠肛管移行区)用超声刀(减少出血,加快手术进程)环行切开外层直肠至肌层。脱出肛门外肠管水肿越重(如肠管嵌顿甚至缺血时,或拟做吻合器吻合的患者),则齿线上需保留的直肠应更多。如术中发现外层直肠壁较厚(如发生嵌顿时,外层肠管厚度可能为内层的 5~7 倍),术者可将左手示指伸入直肠腔内感知,以指引外层肠管逐层深入,避免盲目切开外层肠管全层时损伤内层肠管。对曾接受 PPH 或 STARR 手术者,需尽可能取出上次手术吻合钉。

(2) 打开盆底腹膜:在前方打开下降的盆底腹膜以进入盆腔,向两侧及后方切开外层肠管并将其完全翻转,从而使套叠的双层肠管复位为延续的单(全)层肠管。如果直肠脱垂 6~7cm,术中切开外层肠管未发现下降的盆底腹膜,则考虑外层肠管切开线离齿线过远而需要进行调整。打开盆底腹膜类似开腹手术切开腹膜的过程,建议采用 2 把血管钳向上稍提起腹膜后小心切开,避免损伤内层肠管和盆底腹膜疝肠管。对于接受过盆腔手术或术后出现轻度复发(脱垂长度 5cm 左右)的直肠脱垂患者,我们在国内率先提出在腹腔镜监视和引导下打开肛门外盆底腹膜的观点。

(3) 近端肠管预切除线的确定:目前缺乏统一标准。较为理想的状态是吻合完成后,肠管张力适中地躺在盆腔内,有利于排便时直肠顺着骶曲适度滑动。在实际操作中,经肛门手术很难做到术中吻合口张力的精确评估。我们的经验是:术中手指进入盆腔顺着骶曲触摸乙状结肠,确定是否仍有冗长的结肠,以及乙状结肠是否为直的;我们通常选定脱垂肠管肛门外约 3cm 处(在肠管无张力情况下)为初步上切缘,如果术中需切除的肠管越多,肛门外保留的肠管也应越多(我们保留的肛门外肠管最长为 6cm);在肛门部手术操作(如盆底腹膜重建、结肛吻合)过程中,近端肠管其实在不断回缩,术中常需微调上切缘,因此,能否探索出一种相对直观的方法(如腹腔镜监测)确定上切缘,值得研究。

(4) 肠管游离:以预定的上切缘为指引,继续游离肠管。对于肠管及系膜肿胀不重、能在肛门外充分展开的患者,可以采用类似 Dixon 术的方式快速离断肠系膜,但是对于肠管及系膜肿胀重、在肛门外不能充分展开的患者,应尽量靠近肠管结扎系膜。系膜水肿重者应严格缝扎止血,以免系膜回缩至盆腔出血。术中如发现肠管及系膜严重水肿,无法轻易找到肠管与系膜的交界线时,可以将上切缘、由下至上剖开肠管作为双指引,紧贴肠管游离。需要注意的是,离断系膜血管的位置不宜太高,应在预定的上切缘水平下方及时终止,以免造成术后吻合口缺血等严重并发症。

(5) 盆底腹膜重建:适当用力向肛门外牵拉脱垂肠管,切除多余盆底腹膜后抬高重建盆底腹膜。抬高重建过程类似"高位结扎疝囊",重建完成后通过近端肠管回缩,盆底腹膜一般抬高回缩至肛缘上 4~5cm 左右。

(6) 肛提肌平面(肛提肌上间隙)的显露及肛提肌成形:对于术前评估显示肛门失禁明显或肛管短、肛直角变大的患者,通过显露肛提肌平面(肛提肌上间隙)后,进行后方两侧肛提肌折叠成形,可部分改善患者肛门失禁症状。

(7) 离断近端肠管,行肠管肛管吻合:用超声刀在预切除线离断近端肠管,再行全层端端吻合以完成结肛或直肛吻合。对于重度直肠脱垂合并缺血甚至嵌顿者,可视术中情况行预防性肠造口。缝合直肠前壁时,注意勿缝及阴道后壁,以防术后直肠阴道瘘的发生。

4. 手术疗效 1971—2014 年,国外共有 19 篇文章报道 Altermeier 术的手术疗效,随访时间 12~228 个月,术后大便失禁改善率为 6.0%~100%,复发率为 0~29.0%。有文献报道,Altermeier 术后肛门失禁评分显著改善,但也有报道显示患者失禁症状未见改善。分析原因,可能与术前患者阴部神经受损或肛门括约肌功能难以通过手术修复,以及术中切除肠管较多有关。Altermeier 术避免了经腹部手术的风险及并发症,相关研究报道其术后并发症的发生率<20.0%,主要包括吻合口出血、盆腔脓肿及吻合口裂开等局部并发症。国内学者针对 Altermeier 术的长期随访研究显示,患者手术并发症的发生率为 9.6%,其中吻合口相关并发症占 7.7%,未出现盆腔脓

肿等感染性相关并发症。

有效预防 Altermeier 术并发症的关键是术中预切除线的选择和上切缘的确定,即保证切除足够肠管和维持吻合口适度张力之间的平衡。同时,对于术后极有可能发生吻合口并发症的高危患者,如重度脱垂合并肠管严重水肿、缺血、坏死者,可行预防性肠造口。曾有报道认为,Altermeier 术后复发率较高,最高达 29.0%,这也是这种手术过去备受争议的原因之一。

Altermeier 术后复发可能与下列因素有关:①患者术前即合并盆腔脏器脱垂或慢传输型便秘。②手术操作不规范,术中切除肠管过少,多见于以下 3 种情况:盆底腹膜未打开,未能进入盆腔,导致未能切除冗长的乙状结肠(多见于 7~8cm 左右脱垂);乙状结肠未充分拉出并展开于肛门外;部分术者因担心吻合口张力过大,近段切除肠管不够。③肛提肌及肛门功能受损不可能完全矫正,或未行肛提肌成形术以及盆底腹膜抬高。④其他因素,如高龄、精神疾病、肥胖等(高龄合并肛门失禁者,复发风险增加)。

总之,经会阴手术治疗直肠脱垂符合经自然通道手术的潮流。Altermeier 术具有创伤小、恢复快、并发症少、对性功能无影响且能一定程度改善肛门失禁等优势。加强围手术期质量控制,实行规范化操作,是减少手术并发症和降低复发率的关键。

附:经会阴吻合器脱垂肠管切除术

经会阴吻合器脱垂肠管切除术(PSPR)通过直线切割缝合器切开脱垂肠管后,再以切割缝合器距离齿线 1cm 处横断切除脱垂直肠。有观点认为,PSPR 即为简化版的 Altermeier 术。对此我们持不同观点:①在手术过程中,PSPR 未能充分打开下降的盆底腹膜,不能充分地将冗长的乙状结肠拖出肛门外,因此无法像 Altermeier 术那样能够切除足够的肠管;②在行 PSPR 时,无法同时进行肛提肌成形及盆底腹膜抬高;③在手术操作中,PSPR 存在潜在损伤盆底腹膜疝肠管的风险,可能需要同时在腹腔镜监控下进行手术以降低术中损伤肠管的风险。因此,PSPR 虽然操作相对简单,但绝不是简化版 Altermeier 术。PSPR 的长期疗效,尤其是术后复发率以及对患者肛门失禁症状的改善状况仍待进一步观察研究。

直肠脱垂(二)

姓名:赵某　**性别:**☑男　□女　**出生年月:**1970-05-19　**民族:**汉

文化程度:高中　**职业:**无　**婚姻状况:**☑已婚　□未婚

初诊时间:2016-12-28

主诉:排便时肛门肿物脱出不能还纳12年。

现病史:患者12年前无明显诱因出现大便时肛门有物脱出,经手托后可还纳,肛门黏液增多,未予系统治疗,后症状逐渐加重,便后肿物渐不能自行还纳,偶有手托无法还纳现象,腹泻及大便干后明显。今为求系统治疗,前来就诊,门诊以"直肠脱垂"收住院。

现症见:精神尚可,纳寐正常,排便时肛门肿物脱出,不能自行还纳,大便每日1次、质软成形,小便调。

专科情况:①视诊:肛缘尚平整。嘱患者做力排动作,可见黏膜呈环状脱出,长度约8.0cm,表面肠黏液增多。②指诊:肛门括约肌松弛,肛门内黏膜松弛堆积,指套未染血。③镜检:齿线上黏膜松弛堆积,未见明显充血糜烂。

既往史(过敏史):否认冠心病、高血压、糖尿病、高脂血症、中风、痛风、青光眼等病史,否认肺结核、肝炎等传染病病史,有外伤史,否认输血史,否认药物、食物过敏史。

辨病辨证分析:患者为中年男性,因久食肥甘厚味,胃肠失和,损伤脾胃,日久脾胃功能失调,气血虚损,致中气不足,脾虚气陷,无力统摄而致直肠黏膜脱出不纳。舌淡红,苔薄白,脉细弱,均为中气下陷之象。综观脉症,患者病位在肛门、直肠,病性属虚,证属中气下陷。

中医诊断:脱肛(中气下陷)。

西医诊断:直肠脱垂。

治法:以手术为主,辅以中药口服、预防感染治疗。

具体手术方法如下(直肠周围硬化剂注射术):

1. 患者取膀胱截石位,术区皮肤用碘伏消毒后,铺无菌巾。

2. 麻醉满意后,用碘伏对肛管及直肠下段进行消毒,指法扩肛。嘱患者力排可见肛管直肠脱出约7~8cm,呈同心圆状。

3. 用6号腰椎穿刺针在3点位距肛缘3cm处进针,用左手示指在肛门内作指引,使腰椎穿刺针沿直肠侧壁外缘进针,到达骨盆直肠间隙,针体略斜向上,边退针边注入消痔灵原液约10ml,待针体退至皮下,略向下再次进针,同样注入消痔灵原液约10cm;另取一6号腰椎穿刺针,于6点位距肛缘2cm处进针,待针体越过尾骨尖,沿骶前间隙进针,而另一手同样在直肠腔内作指引,待针体全部进入后,开始边注入消痔灵原液边退针,注入消痔灵原液约 20ml。同法处理 9 点位。先后共注入消痔灵原液约 60ml。用喇叭形肛门镜探肛,用碘伏对肠腔进行消毒,在黏膜下点状分层注射 1∶1 消痔灵,每层 5 个注射点,每点注射约 2ml,边注射边退镜至齿线附近,共注射 1∶1 消痔灵约 65ml。术毕,用凡士林纱条填塞切口,用纱布塔形包扎,用宽胶布固定。

4. 术后给予补液、低渣饮食,控制排便 5 天,排便时忌久蹲。中药予补中益气汤口服,预防大便干燥。患者术后 3 天初次排便,无肛门肿物脱出。

按语:对于直肠脱垂,过去以环形切除脱出的黏膜为主,但该手术对黏膜创伤大,易引起创面感染。术后部分患者仍有部分脱出,因为直肠黏膜全层脱出的患者,部分黏膜层与肌层脱离,有的甚至直肠周围组织松弛,此时可运用消痔灵原液在直肠周围间隙注射以达固脱效果。本例患者采用消痔灵原液于直肠间隙注射固定,将直肠固定于各个间隙,并结合黏膜下点状注射,将黏膜固定于肌层,手术创伤小,恢复快,住院时间短,临床疗效显著。

【点评】

完全性直肠脱垂为肛肠科较为常见的难治性疾病,平均患病时间为 20 年。长期的完全性直肠脱垂将会导致阴部神经损伤而产生肛门失禁、溃疡、出血、狭窄及坏死等,治疗以手术为主。我国著名肛肠专家黄乃健等,通过对直肠脱垂动物标本的采集和动物模型的建立研究,提出人类直肠脱垂的实质是直肠与直肠套叠,其脱垂平面较低且较为恒定,即在直肠壶腹部,即使脱垂肠管较长,也是低位肠管脱垂牵及高位肠管下降,不是乙状结肠与直肠套叠。所以,在治疗方法上,应重新考虑"损伤大、并发症多、复发率高的手术是否有再实施的必要"。据此提出人类直肠脱垂的最佳治疗方法是注射疗法的观点。

注射疗法治疗直肠脱垂已有几十年的历史,曾用的注射药物有 95% 乙醇溶液、50% 葡萄糖注射液、5% 鱼肝油酸钠、5% 石炭酸油剂、7% 明矾注射液等多种。目前,这种方法在国外已较少使用,甚至根本不提这种疗法。究其原因:一是这些注射药物或达不到好的硬化效果,或导致坏死而产生严重并发症;二是未能确立比较好的注射方法。

中国中医科学院广安门医院发明消痔灵注射液以后,在内痔的治疗上取得了突破性进展。近年来,采取注射法(运用消痔灵注射液)治疗完全性直肠脱垂,也取得了较好的临床疗效。随着技术的进步,目前的注射疗法主要采取双层四步注射法。双层四步注射法是指针对直肠外层（直肠周围间隙）与直肠内层（直肠黏膜下层）分四步进行注射，即将药物（如消痔灵注射液）分别注射于两侧骨盆直肠间隙（使直肠与直肠侧韧带粘连固定）、直肠后间隙（使直肠与骶前筋膜粘连固定）、直肠黏膜下层（使松弛的直肠黏膜与肌层粘连固定），使直肠黏膜与肌层、直肠肌层与周围组织粘连固定，从而达到治疗目的。

据文献报道，消痔灵注射治疗直肠脱垂普遍取得了较好疗效，但仍存在以下问题：①消痔灵注射液的用量与浓度不统一：消痔灵原液的使用量从10ml到100ml不等，注射时消痔灵的浓度情况有原液、2∶1稀释液、1∶1稀释液、1∶3稀释液；②注射方法不规范：有单纯黏膜下点状注射、黏膜下柱状注射、直肠周围扇状注射与柱状注射；③部分医院常将注射疗法与肛门紧缩术、直肠黏膜结扎术并用，说明对单纯注射疗法缺乏信心；④由于完全性直肠脱垂的病因复杂，常合并便秘、肛门失禁、盆底解剖与功能异常，临床上尚未制订出针对其合并病变的综合治疗方案；⑤完全性直肠脱垂的发病机制尚未搞清，分类标准亦不统一，因此未能明确消痔灵注射疗法的适应证与禁忌证；等等。

据文献报道，在注射治疗过程中，有少数患者出现暂时性神志不清，均经对症处理而愈，这可能与注射消痔灵时刺激自主神经或与个体差异有关，但与各种直肠脱垂的手术相比，此类反应较轻。

总而言之，消痔灵双层四步注射治疗完全性直肠脱垂，具有操作简便、安全有效、痛苦较小、费用低廉等优点，可以作为完全性直肠脱垂的首选治疗方法，在技术规范成熟的情况下，可以向基层推广。

直肠脱垂（三）

姓名：尹某　　**性别**：☑男　　□女　　**出生年月**：1957-05-19　　**民族**：汉族
文化程度：初中　　**婚姻状况**：☑已婚　　□未婚
初诊时间：2020-08-10
主诉：便后肛门肿物脱出20余年。
现病史：患者自述20年前无明显诱因出现便后肛门肿物脱出，可自行还纳；2005年于武警总医院行直肠脱垂经肛门手术（具体手术方式不详），效果欠佳；术后半年余，便后再次出现肛门肿物脱出，可自行还纳，肛门部潮湿不适，无便血。今为求系统治疗，于我院门诊就诊，门诊拟以"直肠脱垂"收治入院。

现症见: 便后肛门肿物脱出,可自行还纳,肛门部潮湿不适,无便血,无肛门下坠感,无大便不适感,大便 2 次 /d、质可成形,小便调,纳寐正常。

既往史(过敏史): 2005 年因直肠脱垂于武警总医院行直肠脱垂经肛门手术;否认冠心病、高血压、糖尿病、高脂血症、中风、痛风、青光眼等病史,否认肺结核、肝炎等传染病病史,否认外伤、输血史,否认药物、食物过敏史。

专科检查: ①视诊:肛外无异常,肛门口可见直肠黏膜堵塞,力排后见直肠黏膜环状脱出 10cm。②指诊:肛门括约肌松弛,可触及直肠黏膜柔软光滑皱褶,未触及肿块与硬结。指套未染血。③肛门镜检查:直肠黏膜松弛,黏膜略充血,未见明显出血点。

辅助检查: 暂无。

辨病辨证依据: 患者主因"便后肛门肿物脱出 20 余年"收住入院,病属中医"脱肛"范畴。患者为老年男性,因气血衰退,致中气不足,脾虚气陷,无力统摄而致直肠黏膜脱出不纳。舌淡红,苔薄白,脉细弱,均为中气下陷之象。综观脉症,患者病位在肛门、直肠,病性属虚,证属中气下陷。

鉴别诊断:

1. 肛乳头肥大 脱出物常为单个、呈鼓槌状,无出血;局部检查可见肛内齿线处有乳头状肿物突起,大小不一,有的有蒂,表面呈黄白色,为上皮覆盖,质较硬。

2. 直肠息肉 慢性无痛性便血,多附于粪块表面或混有黏液;局部检查可见直肠黏膜有息肉样肿物隆起,带蒂或呈乳头状,可脱出肛门外,多见于儿童。

初步诊断:

中医诊断:脱肛(中气下陷)。

西医诊断:直肠脱垂(Ⅲ度)。

诊疗计划:

1. 二级护理,普食。

2. 完善各项检查,择期手术。

3. 适寒温,调情志,节饮食,保持大便通畅。

治法: 以手术为主,辅以中药口服、预防感染治疗。

手术经过:

1. 腰麻成功后,取右侧卧位,术区皮肤用碘伏消毒后,铺无菌巾。

2. 用碘伏对肛管及直肠下段进行消毒。肛门处可见直肠黏膜全层脱出,肛检同前。

3. 用9号腰椎穿刺针在6点位距肛缘1.5cm处进针,用左手示指在肛门内作指引,待针体越过尾骨尖,沿骶前间隙进针,待针体全部进入后,边退针边注入消痔灵原液约20ml。

4. 另取一腰椎穿刺针于7点位距肛缘1.5cm处进针,使腰椎穿刺针沿直肠侧壁外缘进针,到达骨盆直肠间隙后,将针体略斜向上,边退针边注入消痔灵原液约20ml。同法处理1点、3点、5点、9点、11点、12点位。先后共注入消痔灵原液约160ml。

5. 术毕,用纱布包扎,用宽胶布固定。术后由平车送返病房。

按语:完全性直肠脱垂为肛肠科较为常见的难治性疾病,西医治疗主要以经腹或经会阴手术为主。手术虽然疗效较好,但存在痛苦较大、医疗费用较高的缺点。20世纪80年代,广安门医院发明了消痔灵注射液,在注射疗法上取得突破性进展,近年来又采取双层四部注射法(运用消痔灵注射液)治疗完全性直肠脱垂,取得较好疗效。经过注射的患者都取得了理想效果,因此认为消痔灵四部注射治疗直肠脱垂具有痛苦小、费用低、疗程短、无重大并发症、且可重复应用的优点,可作为直肠脱垂的首选治疗方法。

【点评】

直肠脱垂的治疗方法有很多种,中医药在治疗直肠脱垂方面为全世界作出了巨大贡献,特别是在中医适宜技术直肠固脱技术的应用方面取得了突破性进展。自中国中医科学院广安门医院研制出消痔灵注射液以来,广安门医院的临床学者将消痔灵注射液和直肠固脱技术相结合应用,在治疗直肠脱垂方面取得了显著成果。那么,直肠周围注射固脱术的注射方法和操作要点有哪些呢?

1. 注射方法 麻醉成功后,患者取膀胱截石位,用碘伏对肛门会阴部进行常规消毒。采用直肠周围与直肠黏膜下层注射,直肠周围注射用消痔灵注射液原液40~60ml,直肠黏膜下层注射用消痔灵注射液1∶1稀释液40~60ml,分四步完成注射。

第一步:左侧骨盆直肠间隙注射。在膀胱截石位3点肛门缘外1.5cm处,先用7号半腰椎穿刺针穿透皮层,穿刺针应先平行肛管,经肛门外括约肌至肛提肌,当通过肛提肌有落空感时,即进入骨盆直肠间隙,应使针斜向外侧。此时,用左手示指伸入直肠壶腹引导,触摸针尖部位,证实腰椎穿刺针位于直肠壁外侧、未穿透直肠时再将腰椎穿刺针全部刺入。如发现针头距直肠黏膜较远、不易触及时,应重新穿刺;刺入部位适当时,手指会感到与穿刺针仅隔肠壁肌层,触摸明显。继用手紧压针柄,针全长 9cm,加压后可再深入 1cm,约进入 10cm。准确定位后若回抽无血,再将药液注入。注药时应边退针边注射,使药液呈柱状均匀分布,一侧注射消痔灵 10ml。然后再将针尖向下,刺入后,边退针边注药 10ml。

第二步:直肠后间隙注射。更换腰椎穿刺针头及手套后,依前法,在后侧截石位 6 点肛门与尾骨间皮肤中点处穿刺。为使穿刺部位正确,用另一手示指入直肠壶腹作引导,进针约 6~7cm。证实针头未穿透直肠壁、未穿入骶前筋膜、活动于直肠壁后,即表示已达直肠后间隙。注药方法同第一步。注入消痔灵 10~15ml。

第三步:右侧骨盆直肠间隙注射。更换腰椎穿刺针头及手套后,于右侧截石位 9 点处穿刺定位并注药。

第四步:直肠黏膜下多点注射。在喇叭肛门镜下,取注射器和 5 号针,装满药液后,在距齿线上 8cm 处,于截石位 1 点、3 点、5 点、7 点、9 点、11 点处注射药液,每处黏膜下注入 1ml,然后在低 1cm 的直肠黏膜处,按截石位 2 点、4 点、6 点、8 点、10 点、12 点注射,再退至 6cm 处同法注射,直至齿线上方。选择多个平面,每个平面选 5 个注射点,每处黏膜下注射药物 1ml,将药液注射到黏膜下层。

2. 注意事项　严格执行无菌操作,每步注射完毕后要更换手套。掌握肛管直肠及其周围组织的解剖,切记勿将药液注入肠壁肌层、骶前筋膜和腹腔内。切忌刺穿肠壁。注射完毕后,不必用手指反复揉压已注药的部位。

3. 注射后处理　术后当日禁食或给予无渣饮食,1 周内口服抗生素,控制排便 5 天。第 1 次排便时如排出困难,则用温盐水 1000ml 灌肠。患者应注意卧床休息,避免用力下蹲及过度增加腹压。如肛门有坠胀感,应尽量忍耐,不可因此而频繁大便。

直肠周围间隙注射法是依据中医"酸可收敛,涩可固脱"理论,以五倍子、明矾的有效成分为主制成消痔灵注射液,通过消痔灵注射液的刺激作用,使注射部位产生较强的无菌性炎症,局部组织形成较强的异物纤维化,达到治愈直肠脱垂的目的。无论是直肠黏膜脱垂,还是直肠全层脱垂,本疗法均取得了不错的临床疗效。消痔灵注射治疗成人完全性直肠脱垂的机制是,将药物分别注射于直肠周围间隙与直肠黏膜下层,即两侧骨盆直肠间隙(使直肠与直肠侧韧带粘连固定)、直肠后间隙(使直肠与骶前筋膜粘连固定)、直肠黏膜下层(使松弛的直肠黏膜与肌层粘连固定),从而达到治愈直肠脱垂的目的。消痔灵自问世以来,不仅为数百万痔患者解除了痛苦,而且给数以万计的直肠脱垂患者带来了福音。

直肠脱垂(四)

姓名:李某　　**性别**:☑男　　□女　　**出生年月**:1995-02-14　　**民族**:汉族

文化程度:本科　　**职业**:自由职业　　**婚姻状况**:□已婚　　☑未婚

初诊时间:2022-03-14

主诉:便后肛门肿物脱出3年。

现病史:患者自述3年前无明显诱因出现便后肛门肿物脱出,需手托还纳,未予重视,未系统治疗,之后脱出症状逐渐加重,伴排便不尽感。现为求系统治疗,就诊于我院门诊,门诊拟以"直肠脱垂"收入院,待行手术治疗。

现症见:便后肛门肿物脱出,需手托还纳,有排便不尽感,无肛门潮湿瘙痒,无便血,无肛门疼痛,大便2~3次/d、质软成形,小便调,纳寐正常。

既往史(过敏史):荨麻疹2年,未予药物治疗;2004年于南昌县莲塘镇中医院行阑尾切除术;否认冠心病、高血压、糖尿病、高脂血症、中风、痛风、青光眼等病史,否认肺结核、肝炎等传染病病史,否认外伤、输血史,否认药物、食物过敏史。

辅助检查:暂无。

专科检查:①视诊:肛外无异常,肛门口可见直肠黏膜堵塞,力排后见直肠黏膜环状脱出约6cm。②指诊:肛门括约肌松弛,可触及直肠黏膜柔软光滑皱褶,未触及肿块与硬结。指套未染血。③肛门镜检查:直肠黏膜松弛,黏膜略充血,未见明显出血点。

辨证分析:患者为青年男性,病属中医"脱肛"范畴。患者因气血衰退等原因,致中气不足,脾虚气陷,无力统摄而致直肠黏膜脱出不纳。舌质红,苔薄白,脉细弱,均为中气下陷之象。综观脉症,患者病位在肛门直肠,病性属虚,证属中气下陷。

中医诊断:脱肛(中气下陷)。

西医诊断:直肠脱垂,荨麻疹。

治法：

1. 予肛肠科二级护理，普食。

2. 完善各项检查，行"直肠脱垂消痔灵注射术＋直肠黏膜套扎术＋肛门环缩术"。

3. 术后予心电、血压加氧饱和度监测，并予氯化钠注射液100ml＋头孢他啶2g静脉滴注（2次/d）、10%葡萄糖注射液500ml＋维生素C注射液2g＋维生素B_6注射液200mg＋氯化钾注射液1.5g静脉滴注（1次/d）补液、营养支持；氯化钠注射液100ml＋注射用泮托拉唑钠80mg静脉滴注（1次/d）保护胃黏膜；氯化钠注射液250ml静脉滴注（1次/d）补液。

4. 嘱患者72小时内少动，控制排便。

5. 外用化腐生肌药，促进切口愈合。

6. 适寒温，调情志，节饮食。

7. 中药坐浴　予消肿止痛汤加减，以清热解毒，凉血消肿。

蒲公英15g	生侧柏叶12g	花　椒6g	苦　参15g
芒　硝30g	麸炒苍术15g	生地榆20g	防　风12g
关黄柏12g	赤　芍12g	生甘草12g	五倍子15g

共7剂，术后水煎坐浴，日1剂。

按语：手术是治疗直肠脱垂的主要手段，但只有少数几种术式得到广泛运用。任何手术治疗方案都必须根据患者整体的医疗状态、既往史以及患者意愿量体裁衣。直肠脱垂三联疗法创伤较小，恢复快，针对性强，经济有效，适合Ⅰ~Ⅱ度直肠脱垂。其主要目的：①通过普通解剖学上的切除或复位手术纠正肠段脱出；②固定直肠；③矫正便秘或肛门失禁所致功能性异常。直肠脱垂患者（包括老年人）都应尽早手术，不必要的拖延可能导致显著的功能恶化和偶发肠管嵌顿。从长期来看，几乎所有仅采取药物疗法的患者将会发展成不可逆转的排泄失禁。此外，轻度直肠脱垂引起的症状不明显，患者不予重视而一直未采取治疗，若超过4年可能引起骨盆底薄弱，导致其他疾病发作。

【点评】

直肠脱垂三联疗法是指直肠黏膜柱状结扎术＋内痔硬化剂注射术＋肛门环缩术。直肠脱垂是指直肠壁部分或全层向下移位。其中，直肠壁部分下移称直肠黏膜脱垂或不完全脱垂；直肠壁完全下移称直肠完全脱垂。下移的直肠壁在肛管直肠腔内称内脱垂，下移至肛门外称外脱垂。直肠脱垂除了导致患者不适外，伴发的肛门失禁、便秘等都可严重影响患者生活质量，导致患者身体虚弱。

1. 诊断　直肠脱垂的评估应包括完整的病史和体格检查。术前需仔细问诊和进行体格检查，当体格检查与主诉不符时，可让患者用灌肠剂/直肠气囊灌肠或后蹲位模拟用力排粪，有助于发现阳性体征。

2. 症状　完全性脱垂表现为直肠自肛门脱出、局部黏膜出血、有黏液从肛门溢出、肛门括约肌松弛或收缩无力、肛门坠胀感。对于直肠内脱垂患者来说，肛门外看不到脱出，症状轻，仅有肛门不适、排不尽感，患者常表现为慢性便秘、便失禁、黏液或血便，其中便秘和排空障碍最为常见。

3. 发病机制

（1）骶曲未形成：这是婴儿发生直肠脱垂的主要原因。婴儿期骶曲尚未形成，易因腹压增加导致直肠黏膜或直肠全层的脱垂；随着年龄增长，骶曲逐渐发育成熟，基本上可以自愈，但其监护人应掌握相关知识，避免出现其他并发症，如排便的监测、对咳嗽等可增加腹压的症状的护理，都需要特别注意。

（2）肛门括约肌松弛无力和直肠周围脂肪含量过少：体弱无力，肛门括约肌松弛无力和骨盆直肠窝、坐骨直肠窝中一些直肠周围间隙的脂肪含量减少，是老年人发生直肠黏膜脱垂的主要原因。

（3）肛门直肠部手术后：二期及三期内痔或直肠息肉向下牵拉易引起直肠黏膜松弛。肛门直肠的一些手术如损伤到肛门括约肌或肛提肌、耻骨直肠肌后，可导致直肠黏膜或全层的脱垂。也有报道称，痔环切术的后遗症也囊括此类疾病，有待证实。

（4）骶尾神经损伤：局部的手术损伤或骶尾部囊肿、肿瘤等侵犯骶尾神经后，可导致肛提肌麻痹，进而造成直肠黏膜或全层的脱垂。

（5）滑动性疝学说：滑动性疝学说认为，直肠脱垂是直肠在盆腔陷凹进入腹膜的一种滑动疝，当腹部压力增高后，近端位于盆腔陷凹的腹膜逐渐失去支撑，导致直肠前壁向下脱于直肠壶腹内，形成肠套叠，最终从肛门脱出。

（6）肠套叠学说：1968 年，著名学者 Broden 和 Snellmen 表示，直肠脱垂并不是由滑动性疝引起的，而是由乙状结肠和直肠的套叠引起的。他们认为，由于乙状结肠和直肠发生套叠时，其附着点被逐渐反复下拉，直肠甚至全层逐渐被拉向远侧肠端，当肠套叠被拖至直肠侧韧带处时，因有丰富的筋膜覆盖，下拉较为困难，并且下拉过程变慢，然后由各种原因所致的腹压增加导致侧韧带逐渐变弱,遂使肠道组织脱出肛门外,一般就会形成完全性直肠脱垂。

(7) 其他:腹压长期增高的患者也可患上该病,如有些患者长期便秘、排便费力甚至排尿困难而导致腹压增高;女性患者可因分娩或多次分娩、会阴撕裂等,而损伤肛门周围的肌群,导致这些肌群不能固定直肠,进而产生脱垂;老年患者可因长期咳嗽或前列腺增生肥大等,导致腹压增高,引发直肠黏膜脱垂。

4. 治疗方法

(1) 中药口服:中医内治法一般以中药口服为主,根据患者具体情况选择适当的剂型。根据辨证分型,气虚下陷者治宜补气固脱、升举内脏,可用提肛散加减(如加入补益气血类药物);肾气不固者治宜补益肾气、协助固摄,如偏于阳气虚者可用桂附六味丸加减(如加入巴戟天、肉苁蓉等)。

(2) 熏洗法:熏洗法是一种独特的疗法,通过药物及温热水对局部的刺激,使血管扩张、血液加速循环,将部分药物吸收入血,促使腠理疏通、气血流畅。常用的有苦参汤加石榴皮等中药煎汤熏洗。西药熏洗主要用聚维酮碘等灭菌消毒类药物,一般每次 10 分钟,每天 2 次,最好在排便后进行。部分中药需趁热坐浴才可发挥最佳疗效。也可用蛇床子、地榆、防风、葱叶等煎汤熏洗。

(3) 敷药法:外敷药选择较多,以具有收敛固涩、祛湿止痒功效的药物为主,如五倍子、明矾、冰片、石决明、炉甘石、人中白,研为细末后,涂在患处,可达到还纳复位的目的。民间疗法:在大五倍子上做一小孔,然后将揉碎的车前草置入其中,堵住孔口,用湿纸包裹,煨片时许取出,待冷后去纸研细末,然后再加轻粉、冰片之类的药物再次研细,外敷于脱出的直肠上。

(4) 复位法:复位法一般用于脱出情况较轻、脱出时间较短、肛门括约肌功能受损不严重的患者。如果脱出时间过长(一是复位较困难,二是可能导致脱出的组织坏死缺血),复位时可能导致坏死组织产生的毒素回流入血液而引发败血症。复位的方法因人而异,可取膀胱截石位、侧卧位及折刀位等,然后在脱出组织的周围涂以润滑剂,嘱患者放松肛门,轻柔连续地将脱出组织复位。当然,复位结束后,应做常规指检,以检查复位情况,如有偏移,则再次复位。

(5) 手术治疗:直肠脱垂无法通过非手术方式治愈,至今也未见单纯通过非手术疗法治愈直肠脱垂的报道,但是某些与直肠脱垂相关的症状(如大便失禁、疼痛、便秘)可以通过药物治疗减轻,以改善生活质量。

1) 硬化剂注射疗法:硬化剂注射疗法又分为直肠黏膜下注射和直肠周围组织间隙注射。本法将特定药物按一定比例注入直肠黏膜下层,通过药物致炎作用和异物刺激作用,造成瘢痕收缩,使黏膜与肌层粘连;或注入直肠周围组织间隙,如坐骨直肠窝、直肠前后间隙、骨盆直肠间隙等,使直肠与周围组织粘连固定。

2) 直肠黏膜切除术:取臀高俯卧位,待麻醉成功后,常规消毒肛管直肠皮肤黏膜,避开右前、右后、左中位,用组织钳外牵直肠黏膜,使用大弯的血管钳纵行钳夹多余的直肠黏膜,然后再用组织剪剪除多余的直肠黏膜组织。

3) 肛门紧缩术:直肠黏膜脱垂患者如果伴有肛门失禁或肛门松弛,可选择此术式,又称肛门缩小术或环缩术。当然,对于一些患有急性期肠炎、腹泻或其他肛门局部感染疾病者,不适用此手术方式,以防导致更严重的不可逆转的后果。其主要方法是,用特殊材料将肛门括约肌按照松弛程度缩紧,置入皮下组织,防止直肠黏膜的脱出或脱垂,而这些材料可为银丝、橡胶圈等。

4) 直肠悬吊固定术:直肠后位悬吊术由 Ripstein 于 1965 年根据直肠脱垂的肠套叠学说而提出。不论先天性或后天性的脱垂,都是由于直肠失去固定位置,变为直型肠管而发生的。所以,手术目的应以恢复直肠与骶骨窝的固定为主,不需要修补盆底和切除脱出肿物。

5) 经骶尾部手术:该手术方式经骶尾部进行操作,没有进入腹腔,可以纠正直肠内脱垂,还可以切除部分冗长的乙状结肠,相较于开腹手术,体现出创伤小、对患者的身体打击小等优势,所以对身体状况差的患者尤为适宜。此外,该手术方式还可做肛提肌的修复与成形,但对盆底疝、子宫移位、膀胱脱垂及子宫脱垂则不能同时处理。老年男性患者可选择此手术方式。

6) 吻合器直肠黏膜切除术:对于其原理,一是直接切除多余的直肠黏膜,为环状切除,范围包括直肠中下段至齿线以上的直肠黏膜脱垂带;二是切除部位在齿线以上,在直肠壶腹部与肛管之间,能有效保护肛管的正常解剖生理结构和精细控便能力;三是具有"断流""提升""减积"三大作用;四是吻合后吻合钉不仅能切除阻断肛门直肠部分血管的终末支,使痔核因缺少血供而回缩甚至逐渐萎缩,达到切除病变组织的目的,还能将下移、脱垂的直肠黏膜向上提升、吻合。